Catcher

一如《麥田捕手》的主角，
我們站在危險的崖邊，
抓住每一個跑向懸崖的孩子。
Catcher，是對孩子的一生守護。

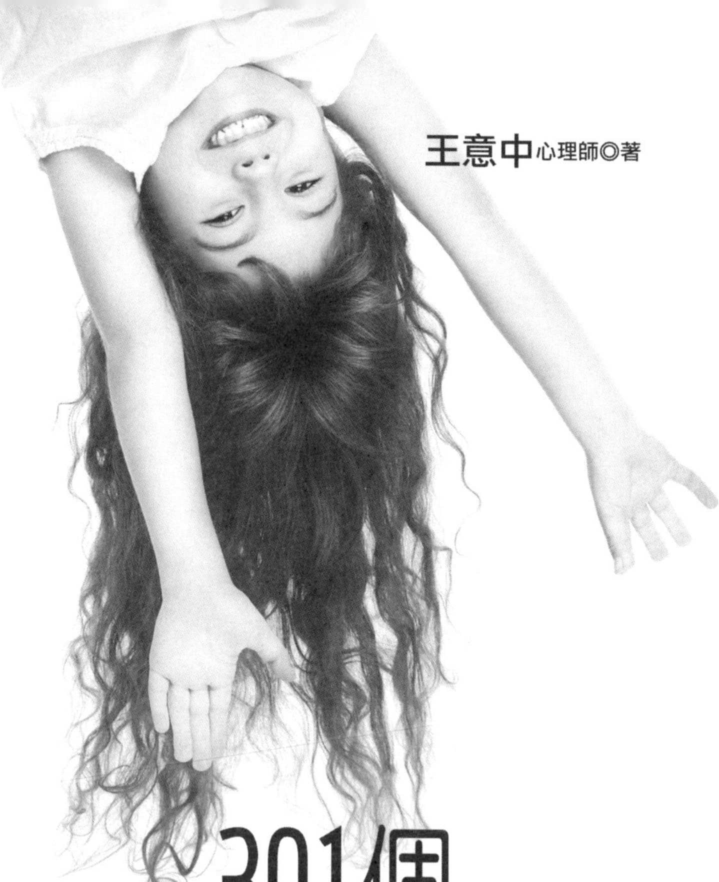

王意中心理師◎著

301個過動兒教養祕訣

【新版自序】啟動ADHD的教養執行力

演講時，我常會提及一件事：

「當班上有情緒行為障礙的孩子，老師的焦慮指數通常會比別人來的高。有的老師今天應該要來研習，結果沒來，原來是到醫院去了；好巧不巧，在醫院遇到ADHD的孩子。『老師，你怎麼也來了?』『我怎麼也來了?!還不都是因為你，你掛兒童心智科，害老師得掛身心科。』」

以上看似玩笑的一段話，卻也現實地反映出在教室裡，注意力缺陷過動症（Attention Deficit Hyperactivity Disorder；ADHD）孩子（在〈特殊教育法〉中，屬於情緒行為障礙中的一類）對於老師在班級經營及教學上，的確是一種心理上的挑戰與負荷。特別是當老師對於ADHD不熟悉時，更容易雪上加霜。

當然，ＡＤＨＤ孩子的父母也不好受。一方面承受著來自校園端，老師時常抱怨孩子在教室裡讓人抓狂的突發狀況，而感到無力與愛莫能助，畢竟孩子多數困擾行為的發生地，泰半發生在父母無法越界的教室轄區裡，而使不上力。（謎之音：一波波「你的孩子應該要服藥吧？你要不要考慮讓孩子服藥？」的浪潮，像魔音傳腦般，從校園席捲而來。）

另外，ＡＤＨＤ孩子在家裡及公共場所的脫序、失控現象也讓父母在教養這門課，束手無策、絞盡腦汁、腸枯思竭、疲於奔命、汗流浹背、傷透腦筋、道歉再道歉，甚至於乾脆舉白旗，投降。

但我想，沒有孩子期待自己天生是一個教室裡的搗蛋鬼，父母、老師眼中的大麻煩。誰喜歡天生注意力老是出差錯，讓自己活動量超過磅，或衝動控制失靈而暴衝？對於ＡＤＨＤ孩子來說，這也是一種身不由己的無奈。

在校園裡，似乎很容易瞧見ＡＤＨＤ孩子的身影。像是經過醫療院所評估、診斷；或通過特殊教育學生鑑定及就學輔導委員會（鑑輔會）鑑定，取得「情緒行為障礙」特殊教育學生身分；當然，也包括第一線老師心中認為的疑似ＡＤＨＤ。

但面對這群似乎無所不在的ＡＤＨＤ孩子，有時必須停下來想想：

在我們大人心中，到底是如何看待這群特殊需求的孩子？

我常說：「診斷是一種溝通，是瞭解與認識孩子的方式之一。但請勿成為我們逃避須為孩子做一些努力與改變的託辭。」同時，診斷應該是一段嚴謹的推論過程。切記請勿將你我眼前的麻煩現象，直接歸於ADHD或過動兒這幾個字。否則「診斷就像三秒膠，黏得快，除去難。標籤過量，有礙孩子身心健康。」

實務上，當你長期與ADHD孩子相處，你會發現這群孩子其實充滿著熱情、活力與貼心。只要你曾經上過他的課，通常孩子都會記得你，而且往往會記住你的好。當然，你也可能會記得他，但就怕你的印象只會停留在他的不好。

然而，我依然深信ADHD孩子的可塑性非常高。只要父母、老師與孩子三方願意同步啟動合作模式，發揮彼此的執行力，同時，輔以醫療、心理、社福等相關專業資源為支持後盾，將使得ADHD孩子有機會跳脫成長的泥沼與困境，發現自己的定位，舞出自己的生命節奏，讓生活與學習的適應更為美好。期待，現在對ADHD搖搖頭的大人們，有一天你會對他們點點頭。

在這本《301個過動兒教養祕訣》中，融合了我自己多年來關於ADHD在早期療育、兒童青少年心理諮商與治療、父母親職教養與校園心理諮詢等臨床實務。書中將和你分享ADHD孩子常面臨的十五項關鍵成長議題。包括：1.專注力 2.學習策略 3.自我控制 4.情緒管理 5.社交技巧 6.正向思考 7.自我概念 8.動機態度 9.生活管理 10.休閒娛樂11.時間管理12.親師溝通13.診斷評估14.藥物態度15.班級經營等內容。同時，提供三〇一個問題解決策略，做為ＡＤＨＤ父母在親職管教上，及老師班級經營上的參考祕訣。

感謝寶瓶文化朱亞君社長兼總編輯的愛護與支持，及我生命中出現的ＡＤＨＤ孩子、父母與老師們，是你們豐富了我內心的視野，讓我看見生命中的各種美好與可能，並使自己的生命更有厚度。感謝在本書的書寫期間，我親愛的家人無盡的關心、支持、加油與陪伴。謹將此書獻給老媽、老婆與姵涵、翔立、涵立三好米寶貝。

父母和老師最關心的15個過動兒教養Q&A

Q1 ADHD這個詞到底是什麼意思?主要症狀是什麼?

A:ADHD的中文名稱為「注意力缺陷過動症」,在台灣過去俗稱為過動兒。ADHD的主要核心症狀是孩子在自我控制的能力上出了狀況,而這些困擾主要發生在三件事:一是注意力缺陷,一是活動量超出適當的範圍,一是衝動控制出現了問題,而明顯對於孩子在生活、學習、人際及工作上產生困擾與妨礙。

Q2 我的孩子一點都不好動,所以不可能有ADHD?

A:雖然ADHD的核心症狀包括注意力缺陷、活動量及衝動控制等問題,但在ADHD的亞型中,有一類孩子主要的問題在於注意力缺陷上,而對於日常生活及學習產生困擾與混亂，影響到他該有的心智水準表現，這一類孩子主要被歸為ＡＤＤ（注意力缺陷症），雖然過動與衝動並不明顯，但也屬於ＡＤＨＤ的一種類型，仍然需要給予協助。

Q3 ＡＤＨＤ是遺傳而來的嗎？

Ａ：ＡＤＨＤ的主要成因，來自於生理因素，並非父母管教不當所造成。除了遺傳之外，也可能來自於孩子的腦傷或神經傳導物質缺乏等因素。當孩子伴隨ＡＤＨＤ的困擾時，說真的，父母或家庭之間再去談論、爭辯是否為遺傳的問題，其實意義並不大，反而容易陷入將責任強推到夫妻之間的一方（特別是在婆媳爭執中，容易被推諉給媳婦）。但遺傳這件事，倒是提醒著我們，父母可能存在著和孩子類似的特質，因此或許可以做為教養與互動上的自我覺察與參考。

Q4 該讓孩子知道他是ＡＤＨＤ嗎？什麼時機比較恰當？

Ａ：在說與不說之間，並不是二分的YES／NO。你可以隨著孩子的心智年齡而有所調整與因應。面對學齡前幼兒，你可以選擇以自編故事或繪本閱讀，讓孩子瞭解自己。面對學齡的孩子，ＡＤＨＤ的名稱不見得需要刻意強調，試著以孩子能夠懂的話，讓他理解自己的優勢或待改善的特質，及如何與人相處的方式等。當孩子逐漸步入青春期，你可以試著向孩子解釋ＡＤＨＤ究竟是怎麼一回事，但請提醒自己，ＡＤＨＤ並非等同於孩子的全部。

Q5 ＡＤＨＤ孩子的身上會出現其他合併疾病的症狀嗎？

Ａ：常常形容，ＡＤＨＤ孩子在成長過程中，往往就像沿路載客的遊覽車，很容易熱情地呼朋引伴，合併其他的疾病或症狀上車。例如：妥瑞症、品行疾患、對立反抗疾患、亞斯伯格症、強迫症或學習障礙等症狀，而使得ＡＤＨＤ孩子的問題更形複雜。

Q6 醫生說孩子「疑似」有ＡＤＨＤ，這到底是要傳達什麼訊息？

Ａ：往好的地方想，「疑似」兩個字，多少提醒我們，孩子在注意力、活動量及衝動等自我控制上，或許狀況還算輕微，尚不足以歸為障礙。但同時也反映著，該趁這良辰吉時，好好協助孩子改善所存在的問題。雖然ＡＤＨＤ的成因是生理因素，但不適當的父母管教或老師教學方式，將決定孩子日後的改善程度，包括症狀的嚴重性、持續時間及是否衍生其他行為及情緒等問題。

Q7 ＡＤＨＤ孩子坐不住是因為精力太旺盛了，只要讓他多運動發洩體力，就可以改善ＡＤＨＤ的症狀？

Ａ：運動，對於多數孩子來說，一定有維持良好身心的積極作用，這一點對於ＡＤＨＤ孩子也不例外。只是，ＡＤＨＤ坐不住的問題，不能僅以精力旺盛來看待，當中其實也隱藏著孩子對於身旁人、事、物的刺激，在自我控制上失去了準頭。運動，並非單純只是要消耗孩子的體力。有時，體力消耗過度，疲倦了、累了、想睡覺，也不用學習了。孩子進行的活動內容，與如何維持適當的活動量，你可以視先前的經驗值來決定，諸如游泳、跑步、騎自行車或健走等。

Q8 對於ＡＤＨＤ孩子有可能因材施教，讓他不藥而癒嗎？

Ａ：對於ＡＤＨＤ孩子當然可以因材施教，這也是特殊教育的核心概念之一。因材施教，多少在提醒我們，需要細心領會ＡＤＨＤ孩子的身心特質，及如何考量這些特質，輔以適當的教養與教學方式。消極說，如何讓自我控制問題對於孩子成長的妨礙降低；積極看，如何讓ＡＤＨＤ的特質能夠放對位置，給予機會，發光發亮。是否能夠「不藥而癒」？每個孩子的狀況不盡相同。但可以確定的是，對於ＡＤＨＤ孩子因材施教，是一定可以往這個方向前進。

Q9 ＡＤＨＤ一定要吃藥嗎？吃久了會不會產生抗藥性，而必須一直增加藥量？

Ａ：ＡＤＨＤ孩子是否需要服藥，其選項並非像開關，不是ON，就是OFF。但是否服藥，對於父母往往是一種兩難的決定。倒是，可以先思考，在讓ＡＤＨＤ孩子服藥之前，我們是否曾經努力並嘗試過一些方法，像是調整親職管教的技巧或班級經營的策略，以提升孩子學習如何自我控制的能力。藥吃久了會不會產生抗藥性？是否必須一直增加藥量？這部分，要視每個孩子服藥的內容及對藥物反應的殊異性而有不同的考量，你可以與原就診醫師進行更謹慎的討論。驗值來決定，諸如游泳、跑步、騎自行車或健走等。

Q10 孩子吃藥後就變了一個樣，我擔心是藥效讓他變傻了？

A：由於每個孩子服藥的內容、劑量不盡相同，對於藥物的作用、副作用的反應也不一樣。如果你發現孩子吃藥後就變了一個樣，無論是常見的食慾降低、心悸、噁心、反胃、腸胃不適，或情緒低落、反應遲鈍等副作用，建議你在回診時，與就診醫師針對處方箋的細節，及孩子服藥後的狀況（改善的部分、副作用的部分），甚至於你所擔心的問題進行討論，以做為後續調整服藥內容的參考。

Q11 該讓全班學生知道班上某位同學是ＡＤＨＤ嗎？如何告知才不會變成貼標籤？

A：當選擇在班上，告知同學關於ＡＤＨＤ這件事之前，我們可以先想想所預期的目的與作用是什麼？在班上，進行衛教宣導時，建議你不需要過度強調ＡＤＨＤ的診斷字眼，畢竟班級同學很難在短時間內瞭解這些疾病。但是你可以嘗試將重點聚焦在如何引導班級同儕學習與ＡＤＨＤ孩子進行相處，並將注意力轉移至ＡＤＨＤ的優勢及迷人特質上，以增加ＡＤＨＤ孩子順利融入班級的機會。

Q12 ＩＥＰ（個別化教育計畫）是什麼？這表示我的孩子是特教生嗎？他會被分到資源班嗎？

Ａ：ＩＥＰ（Individualized Educational Program；個別化教育計畫），可以說是一份專屬於特殊教育學生的法定權利與文件。ＩＥＰ的內容，關係到ＡＤＨＤ孩子在校園學習裡的學習目標、課程內容、進行方式、上課時間及地點等細節及方向，包括在原班級及資源班，或專業團隊服務等內容。每個特教生都有他專屬的ＩＥＰ，至於是否需要接受資源班的服務，則視每個ＡＤＨＤ的特殊需求來決定。

Q13 ＡＤＨＤ孩子念書念不好，又常常忘東忘西的，真擔心他將來怎麼辦……

Ａ：ＡＤＨＤ孩子本身的智力是沒有問題的，但注意力缺陷的狀況，往往造成他在學習上容易分心，忙、茫、盲的不知所以然，出現常忘東忘西、丟三落四、粗心大意、無法注意細節、注意力持續短暫、組織能力鬆散、生活混亂等脫序狀況。你的擔心很自然，但擔心，無法解決問題。或許我們可以想想：「今天做了哪些讓ＡＤＨＤ孩子專注的事？」執行力，對於提升專注力來說是刻不容緩的事。

Q14 ＡＤＨＤ長大會不會好？

A：ＡＤＨＤ長大會不會好？說真的，我不建議用如此的「好」與「不好」來二分。「好」，要看你如何界定、解釋這個字眼。雖然ＡＤＨＤ的症狀並不會隨著長大而消失殆盡，但可以確定一件事，當我們試著在成長上，給予ＡＤＨＤ孩子適時的協助，無論是提升親職教養或班級經營的功力，對於這群可塑性高的孩子來說，有了這些功力加持，在未來長大的日子，便有機會能夠過著更適切的生活與良好的工作品質。

Q15 我們班的學生那麼多，我哪有時間與心力，再去特別注意到ＡＤＨＤ孩子？

A：對於班上有ＡＤＨＤ孩子的老師來說，在教學及班級經營的焦慮指數及心力負荷量往往也容易偏高。因此，班上有ＡＤＨＤ的老師需要被同理、支持，及提供實際的資源系統（資源班老師或專業團隊等）以做為老師教學及班級經營的後盾。融合教育很容易說，不容易做，但卻一定需要做。我常常說，「當ＡＤＨＤ孩子在班上遇見一位懂他、願意了解他的老師，至少在小學行為及情緒可以處於穩定，原廠保固兩年」。期待ＡＤＨＤ孩子在校園裡，也有幸可以遇見你這位貴人。

301個過動兒教養祕訣

目錄

目錄

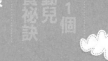

第十章：休閒娛樂

第十一章：時間管理

第十二章：親師溝通

第十三章：診斷評估

目錄

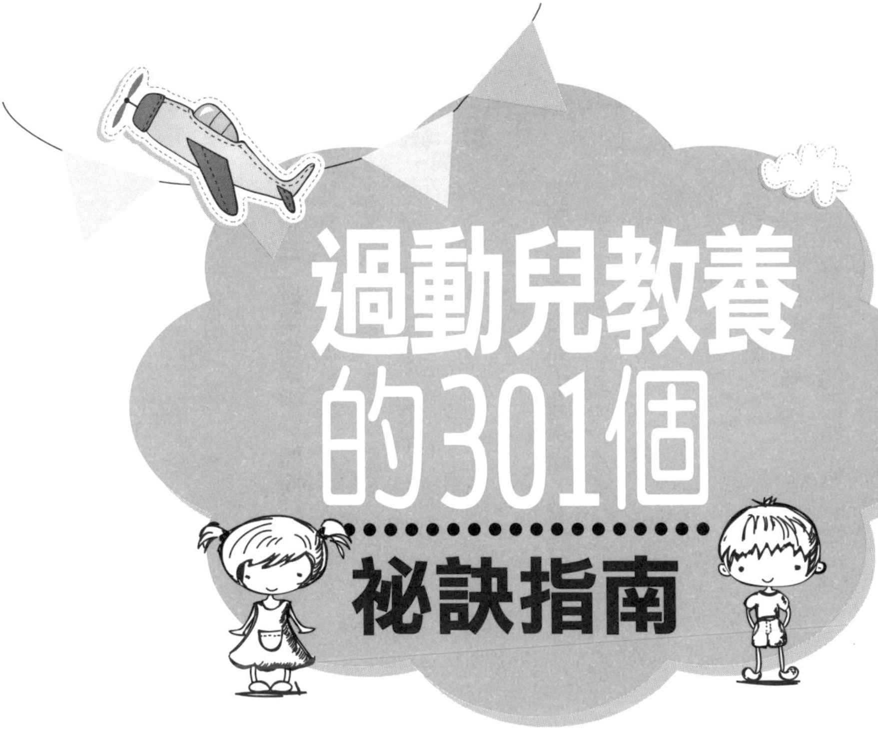

過動兒教養的301個祕訣指南

【專注力】

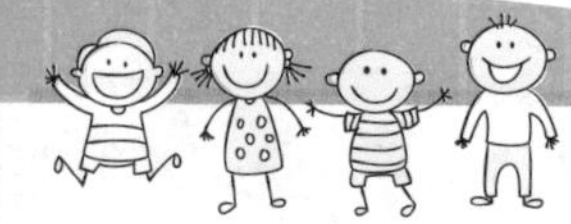

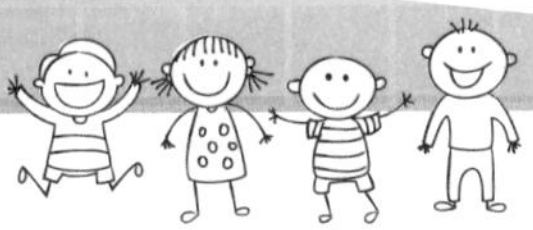

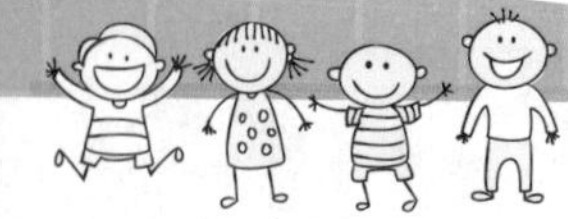

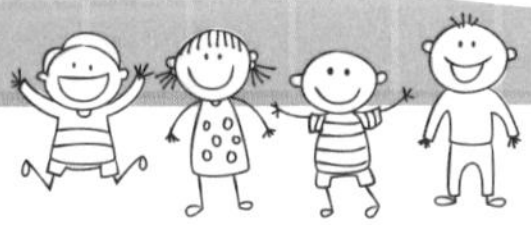

【正向思考】

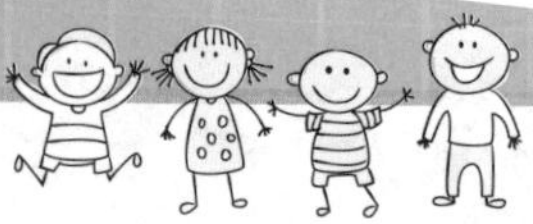

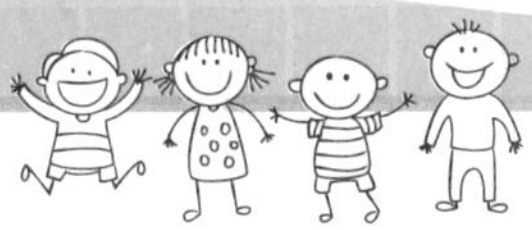

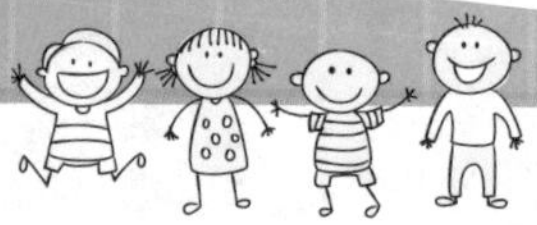

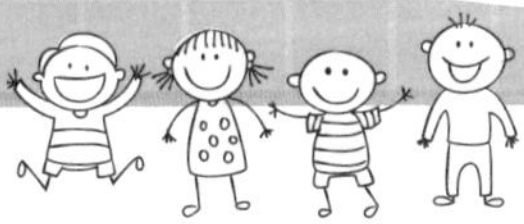

【診斷評估】

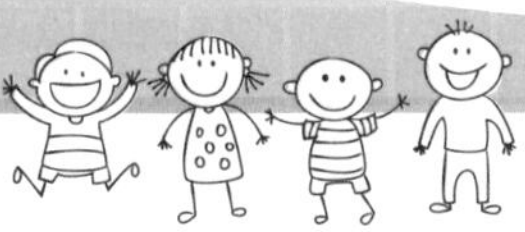

【班級經營】

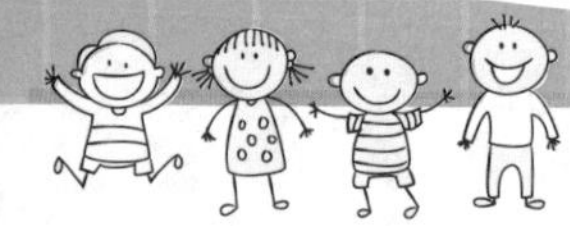

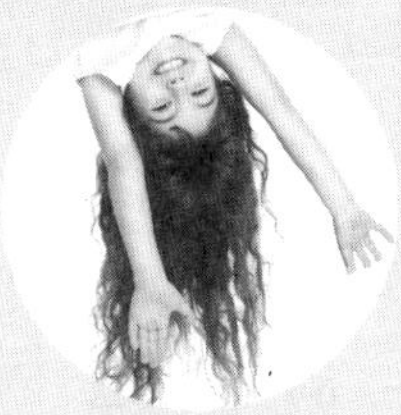

第一章

專注力

除了吃藥，你今天做了哪些讓ADHD孩子專注的事？

注意力缺陷是許多ADHD父母常感到頭痛的問題之一。你或許常困擾於孩子總是容易分心，常被風吹草動、無關痛癢的刺激所吸引。你發現他的注意力常忙、茫、盲地不知所以然。常忘東忘西，丟三落四，物品老愛與他捉迷藏。常粗心大意，無法注意細節，粗線條也常讓你感到額頭斜線多三條。

注意力持續性總是以分計算、以秒計費，你總是納悶他的續航力為什麼這樣短暫。飄浮的眼神有如花蝴蝶，與你說話總是無法對焦。三分鐘熱度，常沒有辦法依你的指示把事情做完，像是無限期施工中。

你當然也苦惱他總是難以計畫及安排事情，像是永遠兜不攏的時刻表，組織能力有如被大力瓦解一般。他經常逃避及排斥需要動腦筋的活動，而招牌口頭禪「不知道」，也總是讓你不知所措。

問題一（父母頭痛傷腦筋）

寫功課容易分心，怎麼辦？

寫功課，對ADHD兒童而言是一件苦差事，更是你的一場夢魘。當注意力缺陷作祟時，面對回家功課，同學只要半小時、一小時能夠完成的作業，對他來說通常都得加倍計算，而且不見得有完結篇。

你已經無法再忍受他的粗心大意、常跳行漏字、不喜歡檢查、字跡潦草、筆畫不對、讀題缺乏耐性、不喜歡費勁思考的毛病。

你或許很想大聲呼喊：

「我的媽媽咪呀！」

因為「分心」讓這一場未完成的作業賽，明天又將依慣例重演一遍。難道真的得永遠這樣沒完沒了？

專注力的祕訣指南

祕訣001 分析基本能力

祕訣002 找出最佳的寫作業時間

祕訣003 預估每項功課所需花費的時間

祕訣004 讓孩子自行決定寫作業的順序

祕訣005 切生魚片：分段書寫

祕訣006 中場休息：注意力轉換是否順利

祕訣007 少安勿躁：別成為孩子持續性注意力的殺手

祕訣008 非語言提醒

祕訣009 和孩子做相同的事

祕訣001

分析基本能力

先確認孩子基本的聽、說、讀、寫、算及各學科能力，是否出現落後情況，排除理解及精細動作在書寫上可能存在的問題，以確認孩子的作業常常寫不完，是否僅為單純的注意力缺陷表現。

建議你，**在一對一的情況下，針對每項題型，例如：選擇、填充、計算、應用、圈詞、造詞、照樣造句等，挑選一題讓孩子作答，從答案正確與否來判斷他在該項科目的能力**；如正確，則後續即可順勢將焦點聚焦於注意力上。

祕訣002

找出最佳的寫作業時間

什麼時間開始寫？回頭想想，找出孩子最佳的寫作業時間。這個時間或許是孩子休息之後，精神與體力較佳的時刻，或是在家裡的干擾較少，能夠維持較安靜的時刻。**和你的孩子一起討論，聽聽他的想法，從以前的經驗中整理出最適合的寫作業時間，每個孩子多少都有屬於他的「最佳時間點」**。

當孩子回家後，是否要叫他馬上打開書包，把作業拿出來寫？雖然你可能希望最好如此，但是建議你，優先同理孩子放學後的體力與心情，畢竟動筆的是孩子。想像一下，你下班後是否願意馬上打開電腦，繼續將未完成的工作做完？如果你的腦袋、體力或心力受不了，孩子面對的處境應該也一樣。

秘訣 003

預估每項功課所需花費的時間

若知道需要花多少時間寫功課，或許在時限內完成的機會就更高。**寫功課前，試著讓孩子對於時間有概念，先讓他預估每項作業的書寫時間**，例如：國語習作二十分鐘、數學講義三十分鐘等，先想像需要完成的時間，以有效掌握書寫的進度。至於最後是否如期寫完，可以做為下次預估的參考。

秘訣 004

讓孩子自行決定寫作業的順序

避免一股腦地將所有作業本都攤在桌子上，並要求孩子依你的順序把作業統統寫完。讓孩子自己來決定寫作業的順序，例如：國語、數學、自然等。別忘了，**動手寫作業的人是孩子，讓孩子有自己寫作業的節奏，而不是依照你要求的順序。**

秘訣 005

切生魚片：分段書寫

有時，我們會要求孩子使盡力氣，一口氣別中斷地將功課做完，但是ADHD孩子的續航力就是沒辦法維持那麼久。結果，愈是要求他一口氣做完，往往卻耗費更多口氣而一事無成。面對一座高聳入雲的作業山，很容易讓孩子尚未開始動手寫，就先動口宣布投降。

對於「完成」的定義，往往左右著孩子能否持續做下去的動力。**完成，可以是一小段，一小部分；完成，也可以從頭到尾才算數。一口氣？還是分段？就看孩子現階段的電池續航力有多強。**分段，有時是為了讓孩子的注意力不會在一口氣時岔氣。但分段太細瑣，則要留意孩子的注意力是否走走停停，更難以持續。

祕訣 006

中場休息：注意力轉換是否順利

有時當孩子寫功課寫到了一個段落，會向你要求他想休息或玩一下，放鬆心情。中場休息的內容有很多種，**哪一種休息方式適合他，你可以回想一下先前的經驗**，例如：當孩子玩一玩線上遊戲或看過一段卡通後，他的注意力是否能夠順利轉換，再度回到寫作業這件事。**請記得，避免休息後，寫作業的心就回不來了。**

祕訣 007

少安勿躁：別成為孩子持續性注意力的殺手

看到孩子作業的字跡潦草或內容錯誤，是否需要立即更改？建議你，陪伴孩子寫功課時，千萬別拿著橡皮擦或立可白在一旁蠢蠢欲動，蓄勢待發地想準備隨時發現錯誤，立即塗改。這個舉動，對於孩子寫功課的持續性注意力有很大的破壞力。

雖然你可能會認為一有錯誤就必須馬上更正，但不斷被你干擾，很容易讓孩子對寫功課這件事產生挫折感，造成書寫動機低落。你可以**先在一旁觀察孩子的書寫狀況，如果發現內容有錯，建議先讓孩子寫到一個段落且略微休息後，再找一個時間點與孩子進行討論及更正。**

秘訣 008

非語言提醒

當你陪伴孩子寫功課卻發現他不時會分心，請記得，**多以「非語言」的方式提醒，例如：以手指輕敲桌面，將引起分心的物品移開等。**盡量減少用口語叮嚀，以避免孩子因為你的嘮叨而心情浮躁。

秘訣 009

和孩子做相同的事

當你陪伴孩子寫功課時，如果可以的話，請和他一起做相同的事。**你可以在一旁同樣看書、寫寫東西，試著與孩子一起營造專注寫功課的情境與感覺。**否則當你在一旁使用iPhone或iPad，這樣要讓他把注意力放在課本或作業上，很抱歉，真的很難。

問題二（父母頭痛傷腦筋）

說話不專心聽，眼睛常不注視著你，怎麼辦？

「你的眼睛在看哪裡？我在和你說話，你到底有沒有在聽？」

你常常懷疑ＡＤＨＤ孩子對於你的話總是右耳進、左耳出，是否不把你的話當作一回事？當你和孩子說話時，他那總是漫不經心，眼神四處飄散、東看西看，對你似有若無的態度，往往讓你感到不受尊重。凡此種種，雖然你無法忍受，卻又愛莫能助。

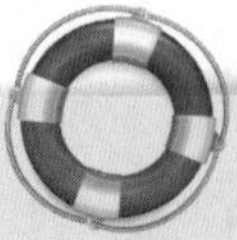

專注力的祕訣指南

祕訣010 排除容易分心的事物

祕訣011 先投予眼神注視，再說話

祕訣012 說到關鍵字前，先停頓
祕訣013 善用聲音的變化
祕訣014 使用具體與明確的字眼
祕訣015 把話說在刀口上
祕訣016 報時鳥
祕訣017 捕蚊燈

祕訣 010

排除容易分心的事物

和ADHD兒童說話時，請事先將說話情境「淨空」一番，**無論是視覺或聽覺的刺激，試著將容易引起他分心的事物先移除。**透過單純的情境，比較容易讓孩子在說話時，聚焦於你的身上。

祕訣 011

先投予眼神注視，再說話

請不要隔著遠距離向ADHD兒童喊話，也不要在他背後和他說話。你可以走到他面前，先不用急著說話，如果他沒注視著你，就改由你看著他。**當他對上你的眼神時，再說出你要講的話。**

祕訣012

說到關鍵字前，先停頓

別忘了，ADHD兒童不太容易掌握重點。和他說話時，請不要一次說太多的話，試著講重點。**說到關鍵字時，請先停頓，看著他，加強語氣，再停頓，再看著他。**

祕訣013

善用聲音的變化

講話的速度不要太快，運用抑揚頓挫的語調，善用聲音、語氣、音調及音量的變化，加強你要傳達的訊息。說話聲音有變化，往往容易讓這群孩子感到專注。

祕訣014

使用具體與明確的字眼

和ADHD兒童講話時，**請使用正面及肯定的字眼，人、事、時、地、物一次交代清楚。**例如：

「現在時間，晚上七點，請你在書房，把數學作業第二單元的十題計算題，在七點三十分前，全部做完，並檢查一遍。」

祕訣015

把話說在刀口上

為了讓ADHD兒童能夠更聚焦於你所說的話，講話時，能夠講一句，就不要講兩句。例如：當孩子在走廊上跑來跑去時，**與其叫他「不要跑，慢慢走」，倒不如以「慢慢走」代替。同樣地，以「安靜」取代「不要說話，安靜」**。把話說在刀口上，讓內容簡潔有力，孩子會更注意你。

祕訣016

報時鳥

● 適用對象：當你和ＡＤＨＤ兒童說話時，他的眼神無法專注於你的視線。

● 適用年齡：學齡前幼兒及國小低年級兒童。

● 訓練目標：提升兒童專注於你眼神的頻率。

● 訓練方法：

1. 大人與小孩面對面，眼神平視接觸。
2. 由大人扮演報時鳥。讓孩子知道報時鳥很奇怪，只有當小孩眼睛注視著大人（報時鳥）時，報時鳥才會感應發出讀秒的聲音。
3. 一、二、三、四、五、六、七、八、九……
4. **報時鳥可以自行決定讀秒的節奏與間隔，忽快忽慢、平穩或拉大間隔讀秒都可以，重點在於兒童必須能夠維持視線並注視著你。**
5. 只要兒童一離開大人的視線，報時鳥就會停止報時。

6.當他的視線又回到與你接觸時，報時鳥就會繼續報時。

7.你可以事先與ADHD兒童約定，幾秒鐘報時完後（例如六十秒或一百秒，由報時鳥讀秒），他才布穀、布穀完成任務。

8.此時他才能夠離開你的視線，自由活動或進行他想做的事。

祕訣017 捕蚊燈

●適用對象：當你和ADHD兒童說話時，他的眼神無法專注於你的視線。

●適用年齡：學齡前幼兒及國小低年級兒童。

●訓練目標：提升兒童專注於你眼神的頻率。

●訓練方法：

1.坐下來與兒童面對面聊天，談論他感興趣的話題或經驗。

2.將你的雙手伸向前面向兒童（手心面對面），雙手距離約他的臉龐寬。

3.告訴他捕蚊燈的作用：「說話時，如果你的眼睛飄到別的地方去，沒有看我，我的手就會像捕蚊燈一樣『啪』一下（此時將你的雙手用力拍一下），看看能夠捉到幾隻蚊子。」

4.可與兒童訂定行為契約，例如：三分鐘的說話時間，如果只打到三隻蚊子以內，他就能夠離開你的視線，自由活動或進行他想做的事。

5. **成功關鍵：視你拍手時的表情、動作、聲音是否夠誇張，足以吸引兒童，讓他覺得好玩。**

問題三（父母頭痛傷腦筋）

日常生活中，如何訓練注意力？

你或許對於如何訓練孩子的注意力感到無所適從，其實，注意力的練習元素常躲在日常生活的細節當中。對於ADHD兒童來說，注意力訓練應該是一場很有趣、很隨性，生活中處處皆可得的樂趣才對。

專注力的祕訣指南

祕訣018 生活主題觀察

祕訣019 大賣場注意力遊戲

祕訣020 烘焙注意力披薩

祕訣018

生活主題觀察

建議你從日常生活的主題觀察開始玩起。提升ADHD兒童對於生活周遭人、事、物的專注力、敏感度、觀察力、區辨力、創意力與認知理解力，生活主題觀察遊戲會是很好玩的一件事。**出門前，記得與孩子討論並選定一項觀察主題，只要是任何你與孩子想得出來的內容都可以。**

●馬路生活觀察學，主題不拘。天邊的雲朵，路上奔馳的車子，尋找讓自己覺得舒服的廣告招牌，圓形物，純白物，7-ELEVEN、全家、萊爾富飲料區中形形色色的罐裝瓶身等。

●豔陽天，與孩子一起觀察路上行人形形色色的遮陽方式，無論是走騎樓，或是拿著洋傘、報紙或包包遮陽，當然也包括小摺騎士的遮陽武功。下雨天，與孩子一起觀察路上行人所持各式各樣、五花八門的雨傘，當然也包括其他想得出來的遮雨方式。

●捷運站或公車前，與孩子一起觀察每個人等候車子到站時的臉部表情，比如微笑、嘟著嘴、表情僵硬、眼神凝視遠方或低頭不語等臉部語言，當然也包括各種身體姿勢；或觀察大家都在做什麼事，如專注聽著MP3、翻看手上的報章雜誌、三兩聊天或把玩手機裡的遊戲等。

祕訣019

大賣場注意力遊戲

生活中，處處是練習，尤其大賣場更是進行注意力訓練最好的地方，有著分類清楚、空間大、能同時認識一系列物品與歸類方式等優點，適合你一邊購物，一邊讓孩子練習注意力。

●**視覺注意力搜尋。**走至飲料區前，告訴孩子：「幫媽媽找一瓶九百三十西西全脂瑞穗鮮乳。」放手，讓孩子多幫你。你也可以讓孩子練習各就各位，放回原處，例如：「幫媽媽把這些飲料放回去，下次再買。」讓孩子將購物推車中的可樂、汽水、咖啡、巧克力牛奶等放回原處。

●**聽覺注意力／記憶廣度練習。**例如，你可以告訴孩子：「等一下幫媽媽拿一瓶九百西西AB優酪乳、兩瓶七百毫升悅氏旗艦瓶礦泉水，和六個統一雞蛋布丁。」練習的難度，視多久前告訴孩子而定（例如：三分鐘前或十分鐘前），以及視孩子走至飲料區的距離長短而定。

●**視覺注意力及配對練習。**例如：「你幫媽媽拿廣告DM上這一瓶。」請用手指給孩子看，並讓他帶著DM去找。

●**注意力搜尋及數字比較。**例如：「幫媽媽找一瓶較新鮮的光泉鮮奶。」讓孩子在飲料區前進行兩兩比較。請記得先讓孩子具備辨識日期數字的能力，及具備比較日期先後的能力。

以此類推，除了飲料區，大賣場裡還有許多好玩的地方。與孩子一起腦力激盪，看看還有沒有其他注意力練習的新玩法。

秘訣 020

烘焙注意力披薩

你也可以依照孩子的年齡與能力，組成並烘焙出屬於他日常生活中的「注意力披薩」。**注意力練習，一定要動手做。**

- 注意力有時就像塊披薩的餅皮，你可以任意在餅皮上放置各種你想要的佐料，例如：記憶、視覺空間、手眼協調、問題解決、理解或邏輯思考等，組成你要的練習內容，就像一張張的注意力披薩。
- 你可烘焙一塊連連看（dot to dot）、迷宮（maze）或字母搜尋（word search）等紙筆練習，或者來幾塊不同片數的拼圖披薩。
- 運用撲克牌玩一玩配對的空間記憶。
- 點一塊相同與差異（俗稱「大家來找碴」），提升孩子的視覺搜尋及辨識能力。
- 來一塊書本躲貓貓，讓孩子在書本中找出你要他搜尋的圖案或文字。
- 拿出彩色筆與著色本，在五顏六色之中，孩子的持續性注意力也能有所提升。

- 給張圖，給個實物，杯子也好，蘋果也罷，讓孩子透過仿畫、素描成為大師。
- 來一塊黑色尋寶袋，讓孩子的觸覺能夠脫穎而出。
- 來一塊玩具迷航記，考一考孩子的注意力與記憶，想想哪個玩具消失不見了。
- 來一塊鏡頭與專注的訓練，讓孩子透過照相練習聚焦。
- 來一塊音樂演奏會，讓孩子隨著音樂節奏打節拍，訓練音感與聽覺注意力。
- 來一塊閱讀導讀，限時限量讓孩子說關鍵、談重點。
- 讓孩子充當美術館導覽員，對於眼前的名畫或照片來一場現場解說。
- 將DVD字幕及聲音關掉，來一場無聲電影院，讓孩子透過視覺來理解劇情，練習擔任旁白大師。
- 孩子的胃口如果夠大，你也可以來一塊數獨（Sudoku）披薩，也能烘焙出孩子的注意力。

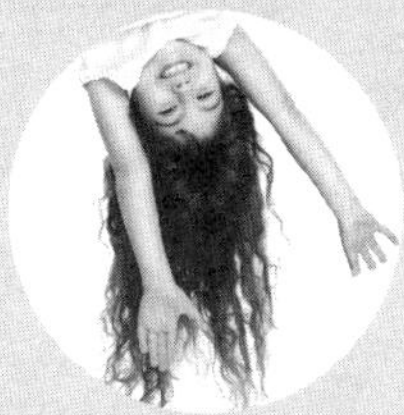

第二章

學習策略

ADHD孩子思緒的苦惱，有如黑澤明的電影《亂》。

ADHD兒童並非智商低，這一點是可以確定的事。但ADHD兒童往往因為自身注意力缺陷作祟，以及缺乏有效率的組織、計畫等學習策略，使他的學習表現雪上加霜。

我們不妨來思考：如何選擇適合孩子的方式，在他能夠理解，同時進一步在大人引導的行動下，一起來練習有效的學習策略，找出學習過程中的關鍵元素？如此將有助於讓ADHD兒童在學習之路上，多一些成功經驗，燃起學習欲望，並且能夠持續下去。

問題四（父母頭痛傷腦筋）
看書抓不到重點，怎麼辦？

對於ＡＤＨＤ兒童來說，有時面對一本書，思緒就像掉入茫茫大海，不知自己身在何處。孩子常常抱怨他看不懂書本裡在說什麼，你也常常苦惱為何孩子看書總是抓不到重點，讀完了書，書不認識他，他也不熟悉書，相看兩無言。當孩子看書抓不到重點，怎麼辦？

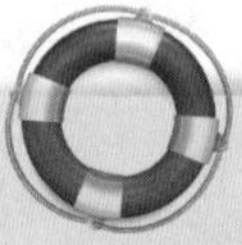

學習策略的祕訣指南

祕訣024　圈出關鍵字
祕訣025　瀏覽與刪除
祕訣026　說出關鍵概念
祕訣027　寫下要問的問題

祕訣021

為什麼我要看這本書？隨時掌握閱讀路況

讓ADHD兒童先練習問自己：**「為什麼我要看這本書？我想從這本書中學到什麼？知道什麼？」**當孩子先確立自己看這本書的目的之後，接下來在閱讀過程中，他就比較容易掌握，至少知道自己要讀什麼。當目標明確後，就如同運用導航系統一般，能夠讓孩子隨時掌握閱讀路況。

祕訣022

腦海中的大衛雕像

把前面所提到的閱讀目標想像成是大衛雕像，而孩子自己則是米開朗基羅。**讓自己所要的目標成形，就如同雕像一樣具體**。在閱讀之前，試著和ADHD兒童談論他心中的大衛雕像（閱讀目標）。引導孩子想像在自己的腦海中，具體的大衛雕像早已存在於那塊純白的大理石裡。

一旦閱讀目標具體呈現了，接下來的雕刻工程只要將多餘部分一一除去，大衛雕像便能栩栩如生地站在眾人眼前，感受著人們對它的讚嘆。讓孩子有想像力、有畫面，如此將為他在學習過程中帶來更大的動力。

祕訣 023

畫重點

讓孩子除了用眼睛看之外，手也動起來。當ADHD兒童在閱讀文章時，給他一枝紅筆或螢光筆，試著讓他練習畫重點。一開始，可以採行自由的方式讓他自己選擇哪些內容是重點，**讓他練習以不同顏色的色筆，分別標示內容的重要性**。顏色的標示以他自己能夠熟悉及區辨即可，無論是紅色、螢光色或其他顏色都可以。

祕訣 024

圈出關鍵字

給ADHD兒童一篇文章及一枝紅筆或螢光筆，請記得文章的字數先不要太多，比如一張A4紙以內的內容，讓他練習將文章中的關鍵字圈選出來。過程中，你可以限定關鍵字的數量，例如：讓孩子圈選出三個、五個或七個。**你可以從孩子所圈選出來的關鍵字，判斷他是否能夠掌握所讀文章內容的重點**。

秘訣025 瀏覽與刪除

先讓孩子練習快速瀏覽，同樣給他一篇文章及一枝紅筆，讓他開始練習刪句子。**先透過一遍一遍瀏覽後，讓他練習刪掉自己認為不重要的句子或內容。**你可以要求他逐次先刪一段自認為不重要的句子；隨後，要求他再刪一段、刪兩段、刪三段，讓孩子瞭解自己刪完後，留下來的就是他認為的重點。

秘訣026 說出關鍵概念

請ADHD孩子練習開口解釋自己圈選出的關鍵字，說說當他刪除完後，自認為的重點及理由，讓ADHD孩子進一步分享文章的關鍵概念，聽聽他的想法，說明為什麼自己認為的那些是重點。**讓孩子在反覆說明的過程中，同時訓練語言組織與表達的能力。**

秘訣027 寫下要問的問題

「寫下來」，這對於ADHD兒童雖然是苦差事，卻是相當重要的事。**練習將所要問的問題條列式地寫下來**，將有助於孩子練習整理出自己的思緒，並且能夠更清楚地掌握所閱讀的書本或文章。有時你會發現，會問問題比能夠回答問題更重要。

問題五（父母頭痛傷腦筋）

孩子總是記不住，容易忘，怎麼辦？

你或許常抱怨孩子為什麼總是學了就忘，始終記不起來、學不會。事實上，孩子不是光聽我們大人滔滔不絕地講就能記住的。你是否仔細想過，一遍又一遍的解釋說明，能否讓ＡＤＨＤ孩子確實理解？記不起來，容易忘，有時並非僅僅是注意力不好。如果不夠理解訊息，要讓他將這些刺激儲存在腦海中並能適時提取，就更加困難了。

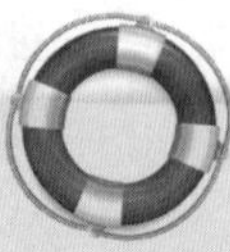

學習策略的祕訣指南

祕訣０２８ 隨手記事

祕訣０２９ 煮一道美味的佳餚：記憶提取

祕訣０３０ 章魚哥：預測猜猜看

祕訣031 向福爾摩斯致敬
祕訣032 為「記」朗讀
祕訣033 自問自答
祕訣034 角色扮演

祕訣028

隨手記事

我們常抱怨孩子的注意力怎麼那麼差，怎麼老是記不住，特別是深受ADHD困擾的孩子。但是，回頭想一想，我們是否曾讓他學習如何藉由簡易的工具，來輔助自己可能不太牢靠的注意力或記憶力？如果過去沒有，請從現在開始給他一些方法吧，一種你平常也在用的記憶輔助方法。當孩子加以運用並建立起習慣之後，這一項「記住該記事情的能力」就會是他的。

關於ADHD兒童的注意力與記憶力，需要的並非父母與老師在身旁像個祕書般一直絮絮叨叨。輔助記憶的工具很常見，也唾手可得，像是3M便利貼、小型筆記本、便條紙，甚至於將A4空白紙摺成八頁放進小口袋也可以，同時準備一枝筆。你只要開始讓ADHD兒童學習**建立「隨手記、隨時記、隨時看、隨時提醒」的好習**

慣，就會成為他記住事情的基本功。

平時讓孩子隨身準備小張的便條紙，當他突然湧現一些想法或靈感時，便可以立即寫在紙條上，並習慣定時將這些紙條內容整理至電腦或筆記本中，隨時提醒自己瀏覽及閱讀。如果你的孩子有使用網路的習慣，試著讓他把待辦的事情，以條列方式逐一以email寄給自己，充當備份以便提醒。

祕訣 029

煮一道美味的佳餚：記憶提取

重複練習，有時能讓孩子反覆經驗記憶的提取。每提取一次記憶，就像在牆面上再塗上一層油漆，讓記憶更為牢靠。建議你**觀察孩子在學習新事物時，需要反覆多少次，才能夠比較迅速及確實地順利提取記憶，這也就是我們所判斷的學會了、理解了、懂了。**無論是孩子說、孩子寫、孩子讀、孩子算或孩子做，只要是他任何的產出，都是一種記憶的提取。這就像無論你買了多少菜或在冰箱裡存放了多少菜，重點是你一定要好好料理出一道香噴噴的美味佳餚。

祕訣 030

章魚哥：預測猜猜看

要讓孩子記住事情，或許就先讓他「猜」吧！**在你讓孩子讀一本書或看一篇文章之**

前，試著讓他從書名或標題，來練習預測這本書或這篇文章的內容。預測的練習不僅僅是亂猜，而是讓孩子就他先前所累積的一些經驗做為判斷依據。如果ADHD兒童無法單純從書名或標題猜出所以然來，或許你可以讓他先看文章的一小段再來猜測。

和ADHD兒童玩預測遊戲，如同世足賽赫赫有名的章魚哥一樣，對於喜歡未知數、不確定性的他來說，預測，將會是很有趣的一件事。

祕訣031

向福爾摩斯致敬

在閱讀的過程中，讓ADHD孩子學習像福爾摩斯、亞森羅蘋、柯南或金田一一樣，針對書中的人物、角色、對話與關係，**試著分析文中的人、事、時、地、物、背景、情節、事件等，進一步練習推論看看這本書所要傳達的訊息。**嘗試把書中的角色一一條列出來，再找出彼此的關係。

祕訣032

為「記」朗讀

為了讓ADHD兒童對於所閱讀的文章內容加強記憶，試著讓他把文章大聲地朗讀出來。**讓孩子將情緒放進朗讀的語調及音量變化中，並試著從聽見自己的聲音中去感受這些文章的情緒。**在朗讀時，當遇見自己認為的關鍵字，記得先停頓，再放聲讀出來。聽見自己的聲音，將讓記憶更鮮明。

祕訣 033

自問自答

在ADHD兒童閱讀了一本書或一篇文章後，你或許會發現當你開始問孩子問題時，他往往顯得一臉茫然，看起來一頭霧水，毫無頭緒的樣子，然後索性直接脫口回應你「我不知道」、「我不會」。這時，你可以**讓孩子練習自問自答，試著先讓他提出問題就好，他不一定需要針對所提的問題來回答。**

從孩子的提問類型，像是傾向於記憶性、組織性，或是傾向需要思考的申論題型等，你可以藉此判斷與分析他對於文章內容的掌握程度。請記得，**能夠問出好問題，比能夠回答問題更重要。**當孩子對提問熟練了，再讓他嘗試回答自己所問的問題。

祕訣 034

角色扮演

為了加強ADHD兒童對於閱讀的印象，如果有適合的內容，或許你可以選擇**讓孩子以角色扮演的方式，從臉部表情、身體姿勢、行動、說話的語調、音量、所用的字眼及語氣等，用表演的方式來呈現。**透過角色的投入與模擬演練，孩子對於自己所閱讀的內容，印象將更加深刻。

問題六 面對問題常不喜歡思考，怎麼辦？（父母頭痛傷腦筋）

「不知道」、「隨便」、「或許吧」、「還好」、「沒意見」、「看情況」、「普普通通」、「沒感覺」、「船到橋頭自然直」、「很難說」、「我不會」、「沒有想法」、「差不多」、「無所謂」、「都可以」……

你是否苦惱孩子常常一問三不知？無論你向左問，向右問，往前問，往後問，或者翻過來問，孩子的回答都是模稜兩可，類似以上的回應，沒有自己的想法或懶得思考，甚至於不知道怎麼思考。

怎麼辦？真是讓人一個頭兩個大！

學習策略的祕訣指南

祕訣035 從熟悉的部分開始啟動

熟悉，總是讓孩子願意跨出門檻。對於在學習上總是處於自信心不足，容易逃避、退縮的ADHD孩子來說，一開始更需要如此。**從孩子擅長的內容先問起，讓他有順利回答問題的成功經驗。**對於ADHD兒童來說，看見自己有能力的感覺是相當重要的一件事。

秘訣036
縮小範圍

問題愈具體，孩子就愈能聚焦於你所提出的問題。**請記得縮小你要問的範圍。**

太大、太廣泛的問題容易讓他招架不住，不知所以，而索性草率作答，或乾脆直接回答你「不知道」、「我不會」，敷衍了事。

秘訣037
選擇式的問話

如果你發現用開放式問句問孩子時，他不喜歡動腦思考，而常常直接回你「不知道」，你可以**將問題改成「選擇式」的強迫選項，讓他從中強迫二選一或三選一。**

先讓他從封閉的選項中作答，比如１或２或３讓孩子回答。當然，你可能會聽到孩子讓你差點跌倒的回應：「１或２」、「２或３」，或者又來一句「看情況」。這時，請繼續堅持你的問句，讓ＰＫ延長賽持續進行，直到孩子做出具體的回應，選擇其中一個答案為止。

在孩子以選擇式回答之後，請記得倒帶回原來的問法，再以開放式的問句問他一次。

祕訣038

不打斷，讓他說

和孩子來玩一種說話遊戲吧！你可以給一個主題，例如「火山」或「海嘯」，接著讓孩子一口氣把想到的內容都說出來，**過程中，先不要管常識對不對、邏輯通不通、語句順不順，或者話題之間是否有所關聯等。先不打斷他，讓ＡＤＨＤ兒童一口氣說完。**

過程中，你可以以錄音筆或手機錄音方式，記錄孩子所說的內容。隨後，再與孩子針對他所說的內容逐一進行討論或修正，末了再讓孩子說一遍。讓孩子的思緒如水流般汩汩流出，請記得，不打斷。

祕訣039

思考與心智圖聯想

ＡＤＨＤ兒童不喜歡思考，常常籠統而敷衍地回應，往往讓身邊的大人感到苦惱，不知所措。想要讓孩子思緒清晰，條理分明，或許不是我們大人在一旁苦口婆心地嚷嚷就能夠做到的。但，不勤於思考的問題終究需要解決。**ＡＤＨＤ兒童終究需要學習屬於自己的一套思考技巧。**

或許，以圖像式的思考工具「心智圖」為媒介會是一個可行的方法。請你拿起一張Ａ４紙，一枝筆，與ＡＤＨＤ兒童坐下來，一起行動吧！至於心智圖的主題與相關內容，就由你與孩子一起來決定嘍！

練習描繪心智圖時，先讓孩子將問題核心寫在紙的正中央（如同台北車站一般），接著讓孩子以枝幹的方式（如捷運淡水線、板南線、新店線等），逐一從中心點（台北車站）向四周延伸出去，如枝葉般開展。讓ADHD兒童將文字寫在這些枝幹上，同時以不同顏色來代表不同的事物，並且在不同的節點上畫圖以做為記錄。心智圖本身是一種開放式問題的記錄，幫助孩子從過程中，逐漸學習組織及記錄問題的解決過程。

問題七（父母頭痛傷腦筋）

常寫錯字、漏字、語句表達零落，怎麼辦？

你或許常為此感到困擾：孩子在書寫上，有時漏字、跳字、錯字、筆畫忽多忽少，或常常有一段沒一段，無法順利地完整表達，或是說話常詞不達意，沒有重點，組織能力與同齡兒童相較明顯落後。你可能急著想要孩子一步到位，寫出完整的文章，或做出完整的口語表達，但建議你，必須像堆積木般一塊一塊來，先打好基礎，組織能力也就在不遠處了。

學習策略的祕訣指南

祕訣040 默寫與仿寫

祕訣041 文字便利貼

祕訣042 限時說
祕訣043 限量寫
祕訣044 文章造橋
祕訣045 想像完成的畫面

祕訣040

默寫與仿寫

為提升孩子書寫處理的速度與品質，要減少他一邊看、一邊寫的認知習慣。平時可分別觀察孩子於「默寫」（字型記憶提取）及「仿寫」（特別是視覺搜尋及手眼協調）時，書寫品質是否出現異同，例如：增加或遺漏筆畫、字型錯誤等。

為避免孩子過度依賴「範本」，當進行書寫活動時，**建議先讓孩子熟記範本內容，再進行書寫練習，避免每個字一邊看一邊寫**。平時可透過電腦中文輸入的練習（如注音輸入），練習「正確字」的辨識與搜尋，以加強對「字型」的記憶。

為增加孩子書寫的正確性，比如正確、無遺漏地抄寫聯絡簿，可要求孩子先逐句記下內容，隨後再一次寫出來，減少一邊看一邊寫的情況，而增加視覺搜尋頻率可能發生的錯誤率。

大人可先設計或挑選選擇題的評量，當孩子逐題完成後，再給予答案卷，同時要求孩子將答案謄寫至答案卷上。在謄寫過程中，引導孩子運用分段記憶背誦的方式，例如五題為一組（abcca，ddacb……），增加孩子謄寫的正確率及速度，降低寫一題謄一題的方式。

祕訣041 文字便利貼

ＡＤＨＤ兒童總是容易想到什麼說什麼，或許你可以與他一起**練習隨手用便利貼，將「想到什麼」改成「寫下什麼」**。試著將孩子每次說話的內容記錄在便利貼上，此時，一張張的便利貼將轉化為一句句的創意文字。

你可以與孩子共同針對這些便利貼上的文字做討論，進行腦力激盪，思考這些話應該放在怎樣的背景來說比較適當。

請珍惜ＡＤＨＤ孩子的這些說話內容。

或許你會認為他天馬行空、思考跳躍，但請試著將這些話整理記錄起來，重新給予新的詮釋，或將這些便利貼給予不同的排列組合，看看會出現什麼新構想，激盪出什麼新火花。

祕訣 042

限時說

為了確認ADHD兒童對於所閱讀的文章或所觀看的影片瞭解多少，**可以讓他在既定時間內，嘗試練習說出重點**。時間的限制可由你自行決定，無論是三分鐘或五分鐘都可以，試著聽聽看孩子可以說出什麼內容。

祕訣 043

限量寫

請少安勿躁，先不要急著要求孩子長篇大論，避免讓ADHD孩子的思緒消化不良。一段一段慢慢來，先讓他有完成的體驗。**給孩子一定的字數限制，讓他在字數範圍內練習寫出短句**，就如同噗浪及推特等微網誌的每噗一百四十個字的限制一樣。

對於孩子來說，要限量字數寫出關鍵反而是一種挑戰，你可以試著讓ADHD孩子在既定的字數內嘗試寫出重點。字數的限制可由你自行決定，無論是三十個字或一百個字都可以，試著看看孩子可以寫出什麼內容。

祕訣 044

文章造橋

讓孩子寫文章就像在造橋一樣，**一段一段完成，最後再一口氣銜接起來**。

給孩子參考短句或短文的範例，並可以練習照樣造句或練習修改。

有時，也可以讓孩子練習先把想要表達的話說出來，並用錄音筆錄下，再逐筆聽，逐筆謄寫，進而連接句子。

給孩子一些句子，一開始可以從四句或八句著手，讓他將這些短句進行排列，並練習組合成一篇短文。

祕訣 045

想像完成的畫面

讓孩子練習想像當文章完成後的畫面，或者先想好即將進行的事物的過程，並**在想像的過程裡去感受一下在這畫面中的心情**，諸如：愉悅、滿足、高興、興奮或開心等等。

也許一開始，孩子很難想出完成的畫面，或者畫面很模糊。但試著練習看看，有了這預告性的畫面，將更能幫助ＡＤＨＤ孩子對學習的掌握加分。

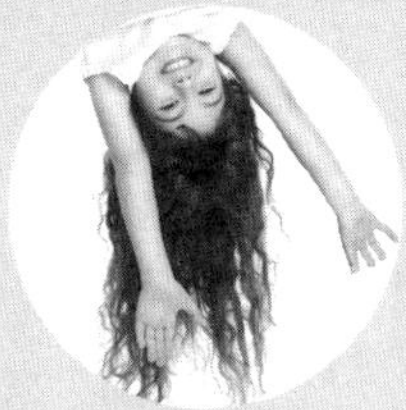

第三章

自我控制

ADHD孩子的自我控制像一陣風，總把大人吹得團團轉。

「自我控制」可以說是ADHD兒童的核心問題。除了由於孩子經常反應出注意力缺陷，而影響到他自己的學習表現及日常生活中的效率，另外，活動量能否維持在適當的表現與衝動能否有效控制，則往往影響了他在生活中是否能注意安全，及減少他人對於自己的抱怨。同時，也涉及在班級裡能否建立適當的規範行為，或是否會造成老師在班級經營及教學秩序上的困擾——而許多人際關係的影響，也涵蓋在內。

問題八（老師煩惱數不清）

上課坐不住，動來動去，怎麼辦？

ＡＤＨＤ兒童在教室裡過度的活動量，對老師的課堂教學往往是很大的一項困擾。坐著的時候，身體常動來動去，你會納悶他的身上是否有蟲在爬。你也發現他無法好好地坐在座位上，像是和椅子有仇似的，老死不相往來。

他經常在不被允許的情況下，四處奔跑或到處攀爬。教室裡外，到處都留下他的蹤影，而且凡走過，因為碰撞，別人必留下痕跡。他很難安靜玩遊戲或活動，你不用擔心聽不到他的聲音，至少還有同學的抱怨聲。並且經常處於活躍狀態或四處活動，像是身上備有鹼性永備電池，電力飽滿，不怕用完。

當孩子在教室動來動去時，這可真讓老師感到頭痛。

自我控制的祕訣指南

祕訣046

留意好表現

你一定要相信，ADHD兒童的行為再怎麼無法控制，也不會是二十四小時都如此。因此請提醒自己，在教室內多注意這些孩子的好表現，特別是他們自發性的正向行為，例如：上課時保持安靜、依規定坐在座位上、舉手等待發問、上課時眼神注視著你等。**請給予孩子立即及具體的回應，讓他們知道自己好的行為表現是什麼。**你的正向回應，一定會讓ADHD孩子的適當行為再次出現。

祕訣047

把活力用在最適合的地方

ADHD兒童在教室裡到底能不能夠動得盡興、動得自在？這往往視他們的活動量落在哪些事情上。當你發現孩子蠢蠢欲動時，請順勢讓他們協助做事情，例如：發聯絡簿、上台擦黑板，或者問他問題、請他上台解數學題等。又譬如孩子體力好，試著多讓他參與一些體能活動，像是游泳、田徑、競走或騎自行車；孩子愛說話，就多讓他有機會朗誦或上台說故事，發表他的意見。

讓他們的活動量轉移到這些能夠被接受的表現上，這樣在班上一定可以皆大歡喜。

試著轉個彎，你會發現當ADHD兒童把活動量用在適當的地方時，會是很棒的一件事。請動動腦想想看，只要是你想得到的，任何適合孩子發揮活力的地方都行。

祕訣048

允許適度的活動量

對於ＡＤＨＤ兒童在教室內「靜」與「動」的抉擇，**老師的態度是相當重要的關鍵**。如果我們可以理解孩子如此的活動量是情非得已，如果這些活動量對於你的班級經營與教學並沒有明顯干擾，或許你可以試著以包容、接納的方式，允許ＡＤＨＤ兒童適度地活動。

祕訣049

最近的距離

當你發現孩子蠢蠢欲動的時候，靠近他，準沒錯。當你維持與他比較近的距離時，對於ＡＤＨＤ兒童的活動量控制通常能夠達到適度的抑制作用。但請記得，**走向他時，別帶話**。

祕訣050

慢板練習曲

如何向ＡＤＨＤ兒童解釋「自我控制」這件事？如果要讓他懂得放慢自己的速度，或者收斂自己誇大的動作，請你試著從「慢」的概念先開始做起。如何將「慢」的概念傳遞給孩子？建議你，給他一個畫面，或來一個「慢」的動作演練，如同阿姆斯壯登陸月球。讓他經驗，讓他感受，讓他看見，讓他懂得這就是自我控制的表現，而且他一定做得到。

你也可以在課程中加入一些強調緩慢的練習元素，例如：讓孩子練習從座位上慢慢站起來、慢慢走到台前、慢慢坐下來。在這過程中，讓ADHD兒童學習放慢速度，感受慢的經驗，以及有效控制自己的動作。但請注意，慢的速度與拖拖拉拉的態度是兩回事。

祕訣051

運用角落

如果你是在比較大的活動空間上課，比如韻律教室或活動中心等，在活動開始時，**請多運用角落，縮小範圍，以減緩ADHD兒童四處走動的機會**。當孩子的活動量控制已有明顯的調整時，你可以再逐漸放寬活動範圍。

祕訣052

做該做的事

要是對ADHD兒童光用說的就有效，那麼我們都不會在這裡。光用說的，想要改變ADHD兒童的自我控制問題，有如緣木求魚。在教室內，當你面對這些自我控制問題，而當下真的想要開口提醒時，建議你，**在每個提醒前面加上一句口號：「做該做的事」**。

例如：「做該做的事，上課屁股坐在位置上。」「做該做的事，上課嘴巴閉起來。」「做該做的事，排隊檢查作業。」重複提及「做該做的事」，讓孩子能夠深刻瞭解你的要求與目的，同時讓他懂得應有的責任。重複提及「做該做的事」，讓這句口號在ＡＤＨＤ兒童的腦袋瓜中成為自動化反應。

祕訣 053

兩腳椅

ＡＤＨＤ兒童在課堂上的「兩腳椅」總是讓老師頭痛的噪音源之一。在處理上，你可以**嘗試拉近桌子與椅子之間的距離，讓他的身體向桌面靠近，減少搖晃的機會。**

留意一下，在孩子啟動兩腳椅搖晃之前，採走動教學的方式，多向ＡＤＨＤ兒童的座位接近，這樣也能適度發揮行為抑制的作用。

當你發現孩子的兩腳椅蠢蠢欲動時，不妨多讓他站起來回答問題，或讓他有上台表現的機會。為避免常問他容易造成標籤化，你也可以同時問其他同學。

由於兩腳椅可算是ＡＤＨＤ兒童過動行為的基本功之一，在安全範圍內，若搖晃所發出的聲響不至於對你的班級經營或教學進度產生干擾，或許你可以放寬你的「寬容值」，適度採取忽略方式，不予回應。

祕訣 054

充電器：自我檢視電力

讓孩子運用想像力，將自己的活動量與活力以鹼性電池為例，想想當下自己的電池還剩幾格才能充滿。在這充電的過程中，試著讓自己坐下來、安靜或者閉上眼睛。

●適用對象：當兒童無法安靜坐下來時。

●適用年齡：幼兒園及小學階段兒童。

●訓練目標：透過想像（充電器、插頭與插座），讓兒童練習活動量的控制，安靜坐著。

●訓練方法：

1.準備一張小椅子，或坐在地板上。

2.當ＡＤＨＤ兒童先前太過於躁動與興奮，而隨後無法安靜坐下來時。

3.告訴他：「因為你剛才玩太久了，電池沒電咯，所以現在需要坐下來充充電。」

4.坐下來的時間視兒童的年齡考量，例如：三歲兒童三分鐘，五歲兒童五分鐘。

5.為了讓孩子理解自己坐了多久時間，可在他的座位前方擺上寶特瓶或保齡球瓶充當電池的數量，例如：需充三瓶（格）電池或五瓶（格）電池，即表示充好電，才能離開座位繼續活動。

6.至於擺放瓶子的時間，你可以自行決定，不一定需要一分鐘放一瓶。

※在執行中，你可能面對孩子坐不住、離開座位或動來動去的挑戰。建議你，

告訴他：「插頭沒插好，充不了電，需要再重新充電一次。」成功的關鍵在於你的態度是否夠堅持，**特別是你說話的語氣、音量及音調能否讓他感受到你夠堅持。**

祕訣 055

太空漫遊

選放一首《2001太空漫遊》的電影配樂，時間約一分五十二秒。將房間燈光逐漸調為柔和、舒適的氣氛。讓ADHD兒童想像一下自己像阿姆斯壯般在月球漫步，以慢動作方式，優雅地舞動自己的身體，隨著音樂的節奏及強弱，練習控制自己的動作及活動量。**持續以緩慢但不能停止的動作，逐漸接近月球（任何認為是月球的東西，無論枕頭、棉被或沙發皆可）**。讓兒童持續專注於音樂的進行。在音樂結束前，別忘了登上月球成為阿姆斯壯。

祕訣 056

慢速賽車

採數人同時競賽，讓小朋友充當跑車，在起點站立成一排。

遊戲規則：比賽開始時，所有小朋友都必須移動自己的步伐，往前方的終點線邁進，誰「最後」到達終點線，誰就獲勝。**過程中，小朋友不能停止移動步伐，不能往後退，只能控制自己的動作，放慢速度或小碎步行進。**

問題九（父母頭痛傷腦筋）

話多，停不住，怎麼辦？

有時你會發現ＡＤＨＤ兒童一股腦地想要把話說完，不管時間對不對，不管你想不想聽。這些衝動常導致他未經思考就做出反應，外加說話上的衝動，使得他常在不該說話時說話，說出不該說的話，總是讓父母及老師頭痛。

孩子的多話，如同話匣子一打開，似乎就沒有停下來的跡象。常在對方問題還沒有問完就搶著回答，活像以秒計費搶時間；經常打斷或干擾他人，就像路肩超車或亂按喇叭。

孩子話多，停不住，總是讓對方厭惡，怎麼辦？

自我控制的祕訣指南

祕訣057

投手與捕手

多善用隱喻的方式，讓ADHD兒童知道適當地說話，就像棒球場上投手與捕手間的默契。**說的人就像是投手（自己），他必須能夠看得懂捕手（對方）的眼神、表情、手勢或動作。**例如：當對方點點頭，他可以繼續說；但是如果對方輕微搖搖頭，他就應該休息閉口。

祕訣058

阿基師上菜

還有一種隱喻的方式，要ADHD兒童想像自己是阿基師上菜，可加速進入狀況，練習自我控制。讓他知道「說話」好比廚師做料理一樣，說出來的話就像是一道一道剛出爐的菜，如果要讓聽的人吃得津津有味、讚不絕口，菜就必須出得剛剛好。出一道菜，休息一下，讓客人細細品嘗。

你可以問孩子，到餐廳吃飯時，是期待廚師一道一道上菜，還是一股腦地全部端出來？是一道一道菜端出來比較美味，能細嚼慢嚥，容易消化？還是一次上整桌菜，害你光用眼睛看就飽了？

讓孩子明白，**說話就像是阿基師上菜，一道一道地端出來，一句一句分段說出來，對方比較容易吃得下，也比較容易聽進去。**那些還沒說的話就像還沒上的菜，先放在嘴裡，保存在腦袋裡，等到對方願意聽，再料理、調味一下，瞬間就能端出下一盤好菜，說出一段好話。

祕訣059

說話娃娃

如果你班上的孩子屬於幼兒園或小學低年級的小朋友，面對他的衝動愛說話或是容易搶著說話時，你可以善用「說話娃娃」策略。這個做法的目標，主要在於提升ＡＤＨＤ兒童說話的自我控制，特別是該說話的時候開口說，不該說話的時候能夠保持安靜，並且練習等待或輪流。

告訴孩子，從現在開始十分鐘或二十分鐘內（時間長短，你可自行決定），誰手上有娃娃，才輪到他開口說話。讓孩子知道，當手上沒有娃娃卻想開口說話時，請先將要說的話藏在嘴巴裡。假如孩子想要拿娃娃開口說話，這時他可以選擇各種非語言的動作、表情或手勢等，提醒大人注意他想說話的需求，例如：舉手、點頭、微笑、揮手、注視大人等。

當大人接收到這些非語言的線索時，可以視情況決定給不給娃娃。例如：當孩子愈急躁想說話，愈不給他，此時，你可搖頭、微笑拒絕；當你覺得孩子已維持一段時間的安靜時，便可將娃娃交到他手上。讓孩子知道，當手上沒有娃娃卻開口說話時，大人聽不到他說的話（採取忽略不回應）。

至於在班上一次要準備多少娃娃，可以視小朋友需要討論、表達的情況來決定數量。**過程中，適時向孩子反覆強調：做該做的事，拿到娃娃才能說話；沒有娃娃時，就得保持安靜無聲，靜悄悄。**

祕訣 060

小綠人倒數計時

如何在與同學對話中，能夠不打斷他人說話，對於ADHD兒童是一件必須練習的挑戰。**讓孩子學習在與對方說話時，嘗試在自己心中豎起「小綠人」標誌，並加裝倒數計時器。**或是在心裡倒數默念，特別是當自己急著想打斷他人說話時。倒數計時需要多久，可由自己自行設定，無論是三十秒、六十秒或九十秒都可以。讓自己在小綠人倒數計時中，練習說話的自我控制，為自己的人際互動加分。

祕訣 061

隔音牆

當老師發現班上ADHD兒童之愛說話已明顯干擾課堂秩序，即使運用轉移的方式也沒有成效時，建議可運用「隔音牆」的做法。例如：在當下順勢讓全班同學一起大聲朗讀課文或背誦唐詩宋詞，透過全班朗讀的聲音蓋過他所說的話。同時採走動方式，趨近他，也能適時提醒孩子保持安靜或跟著全班朗讀、背誦。

秘訣 062

讓嘴巴做別的事

在家裡，如果ADHD兒童話說個不停，這時，你可順勢讓他喝個水、吃點水果，或問他問題讓他回答，**試著讓他的嘴巴轉移至別的活動，取代愛說話這件事。**

秘訣 063

用筆寫下來

如果孩子仍然愛說話，**你可以請他將要分享的話，先用筆寫下來，再慢慢告訴你。**通常對於ADHD兒童來說，用筆書寫是門都沒有，寧可先選擇不說。

秘訣 064

換我說

面對孩子急著愛說話，**你可以直接告訴他「換我說」，並向孩子強調「一次只能一個人說」，隨後，改換你滔滔不絕。**讓孩子從「換我說」，轉為傾聽他人說話的模式。

秘訣 065

離開現場

在家裡，如果孩子仍然說話說個不停，或許你可以適時離開現場，讓他知道現在講話的時間點不對。但請記得，**事先讓他知道你的原則，只要話出現的時間點不對，你就會離開他的視線。**

祕訣066 樂於分享的特質

ＡＤＨＤ兒童的愛說話，除了是自我控制的煞車器出問題外，或許你也可以看**成是一種喜歡與人分享的特質，並請將這項發現告訴孩子**。例如：

「媽媽知道你想要跟我分享許多事，但我想好好享受你剛剛說的話。所以，現在你可以先安靜休息一下嗎？」

問題十（父母頭痛傷腦筋）出門在外亂碰東西，怎麼辦？

由於ADHD兒童在行為上的衝動性，往往使得許多父母對於帶孩子外出一事感到焦慮。你無法預料他在什麼時候會做出讓你無法想像的舉動，特別是可能碰了不該碰的東西，而造成他人責罵或側目。其實，關於ADHD兒童的衝動行為，事前的預防總是勝過事後的因應。

以逛大賣場為例，為降低不必要的尷尬或困擾，有些時間點或許是你需要特別留意及有所行動因應的。

ADHD兒童的自我控制需要一段過渡期，當他的衝動行為能夠逐漸獲得自我控制時，或許我們就能夠逐漸試著放手，讓孩子也能感受到對自我行為負責的良好感覺，同時能夠享有一般兒童應有的對待及權利。

自我控制的祕訣指南

祕訣067

大賣場的注意法則

購物手推車，總是ADHD兒童進入大賣場前那一剎那的最愛。為避免他在進場時，順勢用力將購物手推車往前一推，而造成與他人的碰撞，建議你：在這個時候，**適時地握住他的手或推車，與他一起將推車輕輕向前推，讓他感受一下在入口處、人潮擁擠時，須做出該有的動作反應**，就像輕踩油門一般。

如果你擔心他容易衝動地將架上物品的包裝紙或塑膠袋自行撕開，建議你：**在孩子的衝動行為仍然無法有效控制的情況下，避免讓他離開自己的視線**。當然，如果該區屬於可任意嘗試或動手體驗的區域，你就可以放心讓ADHD兒童自行活動。

請留意生鮮區、麵包區或試吃區。為避免孩子逛到這些區域時，可能出現的失控狀況，比如直接用手碰觸食品，或吃不是試吃的麵包，建議你：**當下輕輕握住孩子的手**，當然你也可以讓他雙手幫忙提東西，或輕推購物車。因為這一區對消費者來說，是相當敏感及在意的區域，一般人無法忍受眼睜睜看到麵包、土司、熟食等，被小朋友直接用手觸碰。

最尷尬的時刻，莫過於排隊結帳時。ADHD兒童在逛大賣場時，可能因為忽略，而將小物品先放在身上或口袋裡而不自知。這時，請你記得：在排隊結帳時，以自然的口吻詢問孩子是否有東西要結帳？讓他順勢找找看身上或口袋裡是否有須結帳的物品。**結帳前，建議你再次確認兒童身上是否有尚未結帳的物品**，以免發生走出結帳櫃檯後，感應器突然發出嗶嗶聲的尷尬場面。

祕訣 068

手腦並用眼睛看

1. 讓孩子腦力激盪，說出平時不該碰、但自己卻想碰的物品，例如：玻璃杯或電腦螢幕。
2. 讓孩子練習接近該物品時，試著將雙手立即插入口袋，或將雙手交扣在前，或者做稍息狀，使自己的手沒有機會碰觸到該物品。

3. 讓孩子思考，哪一種訊號對於自己較具警告性，例如：警報聲響、持續紅燈閃爍、禁止標誌、手比大╳，或你嚴肅的一號表情等，並練習在腦海中想像該訊號的模樣。

4. 當孩子選定好對自己較具警告性的訊號後（比如禁止標誌），讓他練習上述步驟，趨近到這些不該碰觸的物品前方，並**提醒自己立即把雙手插入口袋，或將雙手交扣，或者做稍息狀，同時想像該禁止標誌烙印在該物品上，隨後即可安然離開。**

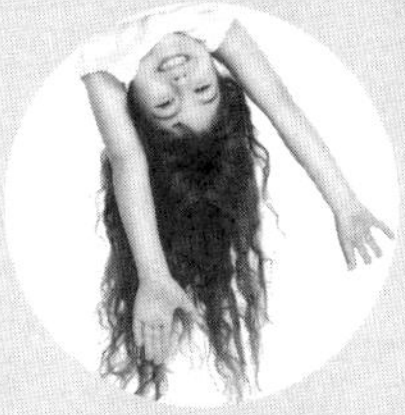

第四章

情緒管理

ＡＤＨＤ孩子的心需要像強化玻璃一般，才不容易被打破。

你可能很熟悉自己的愛車，懂得如何隨時留意它的狀況，只要有一丁點不對勁，你就能夠察覺並進廠維修保養。或許你對於自己的臉部保養也瞭如指掌，如何使用保養品讓肌膚自我復原，如何保濕、防曬、美白，這些工夫你可能都有做到。那麼，對於情緒管理呢？心情保養呢？

ＡＤＨＤ兒童由於自我控制的問題使然，往往在情緒這方面失去了準頭，對於情緒的自我覺察較一般兒童來得薄弱。愛生氣不見得是ＡＤＨＤ的症狀，但ＡＤＨＤ兒童總是比較愛生氣。情緒管理是一門必須不斷學習的預防課程，如同隨時保養你的愛車或臉部皮膚，而不是當孩子出現情緒困擾或鬧脾氣時，才進行的事後補鍋措施。

問題十一（父母頭痛傷腦筋）

當孩子發脾氣時，我反而更生氣，怎麼辦？

你一定很苦惱，每次孩子一鬧脾氣，自己在好言相勸之後，如果沒有達到預期的效果，除了孩子繼續發脾氣之外，自己也逐漸火氣上升，甚至最後比孩子發更大的火，而讓你久久不能釋懷。所以大人一定要先自行練習情緒管理，能夠控管自己的情緒後，再來面對孩子的脾氣，才會比較順利。

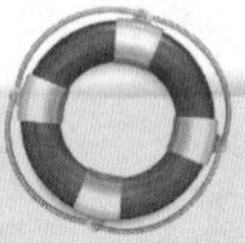

情緒管理的祕訣指南

祕訣069　允許的生氣反應

祕訣070　情緒絕緣體

祕訣071　離開現場

祕訣 069

允許的生氣反應

在演講的現場，我常常問參與的父母或老師一件事：

「孩子怎麼生氣，你才不會生氣？」

這個問題的用意主要在讓大家思考：當孩子生氣時，你期待他表現出什麼樣的反應？例如：孩子生氣時，能不能夠跺腳？摔東西？瞪你？握拳頭？不說話？低頭？眼睛不看你？嘟嘴？尖叫？甩門或哭鬧？

如果這些都不可以，那麼我們就得進一步思考：那當孩子生氣時，他可以怎樣反應？難道都只是向他強調「你用說的，你好好講」？這一點是我們大人必須要先思考的。

建議你，**平常在孩子心平氣和時，便多和他溝通彼此可以接受的生氣反應**，比如他生氣進房間是你可以接受的，他因生氣而低頭不語，你也同意。

祕訣 070

情緒絕緣體

當ADHD孩子無理取鬧、亂發脾氣時，建議你先自我覺察情緒是否已被撩撥起來，連你自己也生氣了？再度確認你是否有一股想要說話的衝動，特別是想要斥責、糾正或向他說出一長串道理，例如：「你氣什麼氣？每次都無理取鬧，有完沒完，讓弟弟玩是會怎樣？連這一點分享都不懂，當什麼哥哥！」

當你發現自己生氣的警示燈不斷在閃爍鳴笛時，或許你應該踩一下緊急煞車系統，深呼吸，閉緊雙唇，調節一下情緒，讓自己的心情保持冷靜，先別急著說話。請記得一件事，當你發現自己在面對ADHD孩子鬧脾氣，而你的火氣也跟著冒上來時，請別在這股情緒發酵中去處理孩子的情緒。當一大一小的情緒同時糾結在一起時，很容易彼此怒火中燒，更難熄火，到頭來總是兩敗俱傷。試著先自己降火氣，如果你真的想幫孩子緩和情緒，千萬不要加油添醋地幫倒忙。

祕訣071 離開現場

選擇讓你自己離開現場，特別是當孩子發脾氣，而你卻有著一股想要說話的衝動時。這時，**與其叫孩子進房間冷靜一下，倒不如你直接進去會比較快。**請以冷靜的語氣告訴他：「我感覺你現在很生氣，需要一些冷靜的空間。媽媽進房間，十分鐘後，我會出來。」

如果十分鐘後，孩子仍然在鬧脾氣，建議你再度依上述的方式回到房間。時間的長短，可依孩子發脾氣的強度，由你自己來決定與調整。當你離開現場後，若發現孩子持續發脾氣，比如大聲尖叫、哭鬧或亂丟玩具等，除非有安全上的顧慮，否則請持續保持冷靜，為孩子做好情緒控制示範。

問題十二（父母頭痛傷腦筋）
當孩子無法控制情緒時，怎麼辦？

你或許有這樣的困擾：我的孩子很容易生氣，情緒引爆點很低，通常只要微不足道的一件事，就很容易讓他氣得跳腳。孩子情緒的回復能力很差，往往生氣之後，思緒就堵塞住，接下來許多事情就不用做了。如何讓我的孩子能夠適度控制自己的情緒？平時該怎麼下工夫？

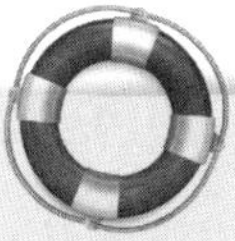

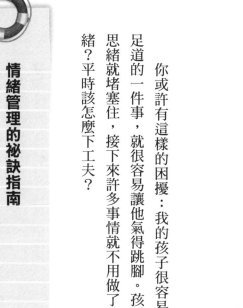

情緒管理的祕訣指南

祕訣072 情緒轉移
祕訣073 擁抱
祕訣074 想像河豚

祕訣075 想像自然畫面
祕訣076 幫畫面加上對話
祕訣077 找出自己的寧靜海，讓情緒舒緩
祕訣078 壓抑變奏曲
祕訣079 情緒鮮奶適時倒出來

祕訣072 情緒轉移

平時多引導ADHD孩子在面對自己生氣時，學習如何透過注意力轉移，以舒緩自己的負向情緒。注意力轉移的方式，每個孩子不同，也因情境而異，沒有標準答案，**只要孩子當下所做的事情不會造成他人的困擾與傷害，能夠發揮情緒舒緩的效果即可。**

- 你可以在平時試著讓他練習深呼吸，數數自己的心跳聲或默背唐詩、宋詞。
- 洗把臉，沖個澡，涼快一下。
- 塗鴉，畫畫，解數獨。
- 看小說，翻漫畫，倒頭就睡。
- 哼唱自己喜愛的歌曲或音樂。

- 散散步，觀賞奇花異草，聆聽蟲鳴鳥叫。
- 注視手錶上移動的秒針與分針，或跳動的LED電子鐘。
- 對著寵物說說話，無論是波斯貓、黃金鼠、貴賓狗或長耳兔都行。
- 觀看海綿寶寶、派大星、章魚哥、蟹老闆、小蝸、珊迪、皮老闆與泡芙阿姨，讓自己笑一笑，或拿出豆豆先生的DVD，無論卡通版或真人版都可以。
- 注視水族箱中優游的孔雀魚，或望著緩緩爬行的小烏龜。
- 下雨時，注視著地上的雨滴或傾聽雨滴聲，或是開窗，感受涼風與臉的接觸。

祕訣073 擁抱

你多久沒有抱孩子了？當ADHD孩子氣呼呼時，或許你可以**收拾起平時說理的慣性，試著趨前拍拍他的肩膀，或是來一個大大的擁抱。**親密的身體語言，有時強度勝過千言百句的道理。張開你的雙手，熱情地擁抱你的孩子，試著讓他強烈的負向情緒可以霎時獲得舒緩。

祕訣074 想像河豚

讓孩子練習自我控制，從想像及隱喻切入會是一種好方法。例如：讓孩子想像河豚的畫面，試著在自己生氣情緒湧現的當下，學習如何控制將適量的水或空氣吸入自己極富彈性的胃裡面——**想像河豚的胃與膨脹的身體，就像自己所控制的生氣情緒一般，試著讓自己的情緒控制能夠收放自如**，當然，盡可能維持在適度的程度範圍內。

ＡＤＨＤ兒童需要持續練習對於生氣情緒的自我控制，別總是以「我控制不住」當理由，這對於自己與他人建立關係並不是件好事。

祕訣075

想像自然畫面

讓孩子練習運用想像的自然畫面，使自己的心情趨於平靜或愉悅。每一個人心中的平靜畫面不盡相同，但想像力有著神奇魔力，諸如平靜的湖泊、無波無浪的海平面、坐落在草原上的大榕樹，或是眼前一朵含苞待放的玫瑰花，想像自己如海豚般在海中優游跳躍等。讓ＡＤＨＤ孩子**練習以想像的畫面，舒緩自己生氣或躁動的情緒，傾聽自己的心跳節奏，還給自己一個平靜的心靈**。

祕訣076

幫畫面加上對話

讓想像畫面再加上一段自我對話，對於ＡＤＨＤ孩子的情緒控管將如虎添翼。例如：「我的噴火火山已經逐漸在冒煙，即將熄火中。」「我的生氣板塊碰撞已趨於穩定，能量已獲得初步釋放。」

運用一句話，增加自我情緒穩定的動力，應該可以讓孩子慢慢地感到得心應手。

秘訣 077

找出自己的寧靜海，讓情緒舒緩

你是否有屬於自己的寧靜海，一處能夠讓自己的心情維持平靜與穩定的地方？也許是家裡的一個角落或房間，也許是戶外的大草坪或河岸邊，只要是能夠讓我們心情平靜的地方都可以。**請試著幫ADHD孩子找一處屬於他的「寧靜海」**。

秘訣 078

壓抑變奏曲

有些ADHD孩子傾向於將自己的負向情緒壓抑在內心深處，無論是感到傷心、迷惑、挫折、難過、寂寞、孤單、害怕、憂慮或恐懼等。**這些壓抑的負向情緒，有些孩子可能不知道該向誰說，有些或許是不習慣說，有些則不願意說，有些可能是不敢說、害怕說。**

孩子將這些負向情緒放在內心愈久，隨著時間一天一天地過去，愈令人擔心這些情緒感受會變酸、變質。這些情緒變質也許來自於孩子想法上出現過度扭曲，或者導致孩子過度專注於負向訊息，也許隨著時間流逝，使得孩子在想法上更以偏概全，或過度放大原先的訊息。情緒壓抑愈久，並不會像酒愈醇愈香，反而愈容易使孩子在未來不確定的時間點上引爆或失控。你一定要知道，「壓抑」請適可而止。

祕訣 079

情緒鮮奶適時倒出來

你的孩子有多久沒和你訴說心事了？雖然他很衝動，但在自我情感表達上似乎顯得壓抑。建議你以「情緒鮮奶」的概念，試著引導他將內心的想法或感受說出來。讓孩子發揮想像力，**先將心中想要表達的想法或感受設定好製造日期與保存期限，就像便利商店架上冷藏的鮮奶一般**。這些想法或感受的保存期限，或許可以與孩子設定在一星期以內。

讓孩子知道，在保存期限內（比如一星期），一定要嘗試將心中的想法或感受向周遭信任的人表達出來（無論是說或寫都可以），就像冷藏在冰箱內的情緒鮮奶須在保存期限前打開喝完一樣。

例如：孩子在班上常因分組遭同儕排擠，而感到挫折與孤單，先前他總是將這種負向感受壓抑在心裡，進而如雪球般愈滾愈大，想法愈滾愈變質：「同學就是故意排擠我，與我作對，我在班上是不可能交到朋友的。」

讓孩子練習將這些負向想法或感受，在一星期的保存期限內說出或寫出，使他的內心因自我開放與情緒表達，而隨時能夠保持放空與輕鬆。讓ＡＤＨＤ孩子知道，將內心壓抑許久的話說出來，有時會是很棒的一種滋味。

問題十三（父母頭痛傷腦筋）

難道我的孩子只有生氣這回事？

ＡＤＨＤ孩子在情緒表現上往往是生氣的反應，不然就是煩躁與不耐，難道他都沒有其他情緒了嗎？的確，他的情緒老是像暴衝一樣，總要等到大家感受到不對了，他才發現自己不對勁。他的情緒覺察能力真的很不理想，明明怒氣都已寫在對方臉上了，他還是沒有察覺。

情緒管理的祕訣指南

祕訣０８０ 爆米花：腦力激盪情緒詞彙

祕訣０８１ 乒乓球：分辨正負情緒

祕訣０８２ 情緒繪本

祕訣 080

爆米花：腦力激盪情緒詞彙

你的孩子的「情緒詞彙」多不多？他是否總在生氣或煩躁、不耐煩的漩渦裡轉圈圈？若答案是Yes，那麼你是該開始協助他開發一些新的情緒詞彙了。你會發現，當孩子的情緒詞彙愈豐富，他的情緒表現愈能貼近自己當下的反應，比如清楚地以嫉妒取代生氣，以沮喪取代不耐等。

請開始腦力激盪，蒐集各種情緒詞彙吧！最快的方式就是**上Google，輸入「情緒詞彙」四個字**，很快地便能在網頁上網羅許多情緒詞彙。如果你不想這麼速食，那麼不妨**與孩子一起透過閱讀繪本或觀看電影，像搜尋部隊一樣，在內文或對話中找出各種情緒詞彙**，這樣當然比較有意思。另外，**查閱同義反義字典**也是一種途徑。

試著以孩子聽得懂、能理解的方式，將上述詞彙與他的生活經驗做連結，使他能夠加速理解這些情緒詞彙的涵義。讓孩子嘗試體會類似的情緒詞彙之間的差異，例如：在什麼情況下他會「生氣」？在什麼情況下他又會覺得「憤怒」？

想像各種模擬情境，並讓孩子感受當下可能的情緒反應。例如：原先答應他去吃麥當勞，但天氣持續冷颼颼，只好宣布取消，此時他心裡會有什麼感覺？當爸爸下班後帶回漢堡、薯條時，他又會有什麼樣的心情？

秘訣081

乒乓球：分辨正負情緒

與孩子一起練習情緒詞彙的「乒乓球遊戲」，**彼此輪流說出各種不同的情緒詞彙，但不能重複對方講過的。**在你一來我一往的過程中，同時也能讓孩子學習分辨正、負向的情緒概念。例如：高興、開心、快樂、興奮、愉快、平靜、雀躍、痛快、歡樂、喜悅、舒暢、滿足等正向詞彙，或難過、害怕、討厭、生氣、傷心、害羞、嫉妒、悲傷、痛苦、委屈、後悔、擔心、孤單、無聊、煩躁、寂寞、恐懼等負向詞彙。

秘訣082

情緒繪本

在情緒繪本內容的選擇上，可視孩子的實際需求，挑選適合他閱讀的繪本，有時也可讓孩子自己上書店挑選。當發現孩子在情緒閱讀的能力上較落後時，可嘗試改以內容較為簡單的繪本著手。

在情緒主題的選擇上，你可以**先從正向情緒主題開始，例如：喜歡、開心、快樂、愉快、興奮等，以增加孩子願意接觸的機會。**當選擇負向情緒主題的繪本時（當然這些都是孩子自然會有的情緒），例如：生氣、嫉妒、害怕、傷心或難過等，請特別留意孩子的感受，若發現他明顯出現排斥或抗拒的態度，建議採漸進的方式，先轉回正向主題閱讀，再慢慢調回負向主題的接觸。

問題十四（父母頭痛傷腦筋）

如何訓練孩子覺察情緒？

你的孩子是否能夠細微地覺察到自己的情緒如水庫水位般逐漸上升？蓄水量是否能隨時監控，還是等到水庫的水量蓄積到超過警戒線，才讓自己一股腦地情緒洩洪？

情緒覺察是情緒管理中很關鍵的一道步驟，這一道練習可以讓孩子隨時掌握自己的情緒水位，做好適度的調節與控管。

情緒管理的祕訣指南

祕訣083 心電圖：情緒覺察自我練習

祕訣084 情緒反應強度分級

祕訣085 檢查情緒煞車器是否鬆動

祕訣086 情緒階梯

祕訣087　魔鏡魔鏡：表情微調控制

祕訣088　情緒預測

祕訣083 心電圖：情緒覺察自我練習

1.以白紙畫一條平行線視為平靜線。

2.平行線以上，可標記為「浮躁」；平行線以下，可標記為「沉悶」。

3.讓孩子練習覺察當下的心情，並在紙上標記出位置。

4.隨著時間軸前進，讓孩子練習在不同情境中，覺察並標記心情。

5.無論是書寫功課前、書寫過程中或書寫完成時，都可進行。

6.可以往上點出浮躁，往下點出沉悶，或維持在中間平靜線。

7.讓孩子將這些在不同時間點所覺察的情緒位置，試著連連看，同時細心感受自己的情緒如何起變化。

8.當發現曲線走勢呈往上浮躁或往下沉悶時，引導孩子腦力激盪，如何讓自己的心情回復至平靜線。

9.**讓孩子動動手，學習觀照自己的情緒心電圖曲線，以便能夠自我掌控心情。**

祕訣 084

情緒反應強度分級

我常在演講時詢問父母或老師：「你的情緒是否有分級？」回答通常很類似，情緒有分級的人很少。這實在令人捏把冷汗。若情緒沒有分級，那麼如何覺察自己的情緒在改變？若不清楚自己當下情緒反應的強度到哪裡，又如何控管好自己的情緒，並進一步瞭解自己情緒的改善程度？若大人的情緒沒有分級，那麼要讓孩子學會情緒控制談何容易？

舉例來說，在星巴克，有Short、Tall或Grande的選擇；在冷飲店可點正常冰、少冰、微冰、去冰、常溫或熱飲，甜度則分為十分、八分、五分、二分或無糖等。颱風也從輕至重，分為熱帶性低氣壓、輕度颱風、中度颱風、強烈颱風。火山活躍的程度也能區分為活火山、休火山和死火山。連瓦斯爐的火候都有小火、中火和大火的分段控制。

你可以與孩子天馬行空地想像屬於他自己的分級方式，例如：讓心情像溫度計（幾度算發燒不適可自己決定），或生氣情緒已加滿油箱（九二、九五、九八或柴油等可自己選擇），或是在麻辣鍋中選擇不辣、微辣、小辣、中辣、大辣。細細品嘗及察覺你與孩子的情緒反應強度，並適度予以表達。當然，運用最簡單的分級只要一至五，就看你如何嘗試咯！

祕訣 085

檢查情緒煞車器是否鬆動

生氣並不是壞事，但是就怕生氣壞了事。ADHD兒童容易動怒，你總不能只叫他別生氣。**當他的情緒煞車器出現鬆動時，如再不熟知自己的情緒反應強度到哪裡，暴衝可會讓人紅了眼也傻了眼。**孩子的情緒暴衝傷人又不利己，可不是好玩的。

祕訣086

情緒階梯

情緒分級像階梯，一、二、三、四、五、六、七，如何分段都可以，但請記得別讓自己的情緒一股腦地衝上去。**引導孩子隨時停下來，讓他練習覺察自己的情緒目前停格在哪裡？依自己的預測，情緒變化的速度是快速往上飆升？還是逐漸慢慢往下降？**無論是往上或往下繼續踏一步，自我覺察的努力都將會讓他熟悉當下情緒的腳步。

祕訣087

魔鏡魔鏡：表情微調控制

你熟悉自己的臉部表情嗎？你可以控制自己的表情動作嗎？試著讓自己練習從控制表情，進一步來調整自己的心情。你也可以帶著孩子試試看這個練習。

- 讓孩子站在鏡子前，靜靜地注視著鏡子裡的自己三十秒或一分鐘。
- 嘗試讓孩子在鏡子前說話或自言自語。
- 說話的內容可以是抱怨，可以是氣話，也可以高興、開心地分享事情。
- 引導孩子觀察當他說話時，鏡中的自己臉部表情的變化，比如抱怨時，是否眉頭深鎖、皺眉、睜大眼睛、嘟著嘴等；說開心的事時，是否眉毛和嘴角上揚、臉部肌肉放鬆等。

●你可以協助孩子分辨，同樣是抱怨，在鏡子前或離開鏡子時，是否有明顯差異（例如：在鏡子前較不自在，臉部表情較不猙獰）。

●引導他在鏡子前，練習掌控自己的臉部肌肉，比如緊繃或鬆弛，同時進行各種喜怒哀樂的臉部表情變化。

●平常可告訴ADHD孩子，當發現自己心情不好時，無論是感到傷心、難過、生氣、憤怒、沮喪、無助等，可以適時走到鏡子前，從中調整自己的臉部表情，進而調整心情。

●同樣地，心情好時，無論是感到開心、興奮、愉悅、平靜、快樂或高興，也適時走到鏡子前，瞧瞧自己的臉部表情，並試著記住這些好心情的模樣。

●**運用一面小鏡子，做為ADHD兒童貼心的好朋友，讓他從中分辨及掌握自己臉部的細微變化，進一步學習調整及轉換自己的心情。**

祕訣088

情緒預測

颱風警報有預測，你的情緒也有嗎？試著想一想，當感到焦慮時，屬於自己的身體會有哪些訊號提醒你？例如：眨眼睛、吞口水、臉部表情僵硬、扣弄手指或胃痛等。**與ADHD孩子分享你的經驗，先有了你的示範，接著再讓他練習判斷自己的身體情緒反應。**除了焦慮以外，生氣呢？憤怒呢？興奮呢？讓自己多加練習分辨處於不同的情緒時，自己的身體會有哪些預告反應。

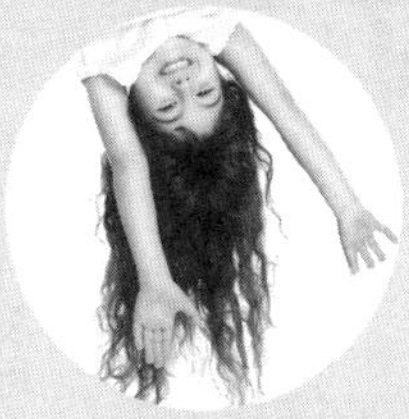

第五章

社交技巧

烏龜怕鐵鎚，亞斯伯格症最怕遇見ＡＤＨＤ？

ＡＤＨＤ兒童在面對人際互動問題情境時，常無法在第一時間以有效的問題解決方式予以回應。他總是不斷反應出無效的解決方式，像是衝動、攻擊、逃避或退縮的做法，往往造成人際關係的惡性循環。但請提供ＡＤＨＤ兒童一些機會，也許是你善意安排的人際圈，或特別規劃的社交技巧訓練。在「同儕關係」這件敏感的事情上，ＡＤＨＤ孩子總有著許多需要克服的必修學分。

問題十五（父母頭痛傷腦筋）

孩子抱怨交不到朋友，容易與同學起衝突，怎麼辦？

爸媽的煩惱：我的孩子常讓我感到頭痛。他老是抱怨沒有朋友，沒有人願意和他玩。在班上，他常常自己一個人玩，不被接納，容易被排斥、被孤立，進而發生衝突，產生疏離感，並為此感到焦慮、不安或憤怒，容易出現負向思考，自我放棄，特別是在交朋友這一塊。

社交技巧的祕訣指南

祕訣089　從「我」開始啟動對話
祕訣090　轉個念，換個思考的方式
祕訣091　我願意試試看，請給我一個機會

祕訣092　編製一本社交技巧祕笈
祕訣093　停格：看見自己的行為
祕訣094　少問「為什麼」
祕訣095　貓捉老鼠
祕訣096　形成人際圈
祕訣097　人際小天使

祕訣089

從「我」開始啟動對話

在人際衝突中，你會發現ＡＤＨＤ孩子容易將問題歸咎給對方，千錯萬錯都是別人的錯。還老是聽見他抱怨：

「你能不能過去一點？別擋住我的路。」

「都是你的錯，為什麼不早講？」

「你不要再說了喔，再說我可要生氣咯！」

在這些對話中，你會發現問題的癥結點似乎都是對方的錯，可以想像這樣的對話與互動下來，只會讓他與同儕的關係更加嫌隙。

建議你，**試著引導ADHD兒童以「我」開始進行對話**。例如，將前面的句子調整成：

「我想要從這邊走過去，請問你是否能稍微讓我過去一下？」

「我之前已經事先告訴過你，如果決定不出去玩的話，請記得先跟我說。」

「我希望你可以和我做朋友，如果你願意的話，我會很高興的。」

「我現在想要冷靜一下，是否可以請你保持安靜？」

祕訣090 轉個念，換個思考的方式

面對ADHD孩子在班上受到同儕嘲笑、批評或指責時，或許我們可以**引導孩子轉個念頭想一想**，例如：

「我就知道，全班就是你最關心我。」

「我想，他們應該是覺得我很好相處，才會這麼容易和我開玩笑。」

換個思考的角度，對事情的解讀就會有全新的看法，同時能夠減少與同儕之間的衝突，甚至於降低對方不友善的反應。

祕訣091 我願意試試看，請給我一個機會

我想，你應該可以認同ADHD孩子相當熱情，很樂於參與任何同儕活動。不過，在拿捏之間是否得宜，往往也會讓同儕對自己產生不同的反應。為避免讓對方覺得自己很衝動，或許可以讓孩子試著這麼說：

「我願意試試看，請給我一個機會。」

提出自己的需求，等待對方的回應，在人際關係的能力上再為自己加點分。

祕訣 092

編製一本社交技巧祕笈

ADHD孩子在社交技巧上，真的需要一本武林祕笈。這裡列出一些步驟，讓你與孩子一起腦力激盪出各種問題解決的方式，以提升他們在人際互動及社交技巧上的功力。

- 準備一些A4紙。
- 與孩子腦力激盪，思考平時他最容易出現的人際互動問題，做為模擬情境。例如：「分組時，如果我被拒絕該怎麼辦？」「同時有兩組同學邀請我加入時，該怎麼處理？」「某個同學老愛向我借東西，但常常不願意還，怎麼辦？」「同學總是愛嘲笑我，怎麼辦？」
- 每一張A4紙上，只列一項模擬情境。例如：「分組時，被拒絕。」

●引導ＡＤＨＤ孩子對於該項模擬情境進行腦力激盪，思考各種可能的問題解決方式。例如：在分組時，向同學表現自己厲害的能力、趕快找另一組尋求加入、低聲下氣地拜託對方等。在過程中，先不要預設立場或過度糾正孩子的決定。

●與孩子一起針對所想出的問題解決方式，過濾不可行或明顯有反效果的做法。比如以威脅對方好讓自己加入的做法予以刪除。

●隨後，將討論後的問題解決方式，條列在Ａ４紙上。建議你，以Word打字存檔、列印，方便日後隨時更新。

●**將每一張寫有模擬情境及問題解決方式的Ａ４紙予以彙整，做為孩子自己的社交技巧祕笈，平時讓他熟記內容，並進行角色扮演，以便日後面對各種人際互動的問題情境時，能於第一時間想出有效的因應方式。**

祕訣 093

停格：看見自己的行為

ＡＤＨＤ孩子常不容易看見與覺察自己的行為，而將問題歸咎在對方身上，譬如當雙方出現肢體衝突時，他往往脫口說：「誰叫他擋住我的路？」「是他自己先動手推我，我才還手的。」使得自己老是無法在教訓中學到經驗，常在同一個點出錯。

當你發現孩子與人發生衝突時，無論是口角或肢體衝突，建議你，**採取「停**

格」的策略，試著先讓他停止當下的動作，比如以手輕輕握住，或是用你的身體或雙手將雙方分開。接著，請以溫柔但堅定的語氣反問：「你在做什麼？」「你在說什麼？」試著讓ＡＤＨＤ孩子練習自我覺察，並說出自己當下正在進行的行為。

當他仍然不願意承認，並持續歸咎對方時，請再一次重複上述的說話方式，直到他說出自己的行為表現，例如：「我伸出右腳，不小心把他絆倒了。」「我剛剛說他笨蛋、臭雞蛋。」

如果孩子遲遲無法說出或不願意說出自己的行為，此時，才改由你將他的行為具體說出，例如：「你的手，正對著他的後腦勺拍打下去。」

祕訣 094

少問「為什麼」

你是否常在孩子發生衝突、爭吵時，習慣性地問他「為什麼」？例如：「你為什麼打他？」「你為什麼罵他？」「你們兩個為什麼打架？」這時，你可能已經不知不覺地將ＡＤＨＤ兒童的思緒引導至為這些衝突行為找藉口、編理由，例如：「誰叫他昨天不跟我玩。」「他上個禮拜也有打我。」

提醒你，**不要急著問孩子「為什麼」**，在衝突的過程中，先採取上述的停格策略，讓他可以先練習覺察出自己的行為模式。隨後，你再從小朋友彼此的敘述過程中，去澄清或找出當中衝突的原因。

祕訣095 貓捉老鼠

如果你總為了ADHD孩子在班上老是容易與特定同儕起衝突而頭痛，或許你可以嘗試進行一場「貓捉老鼠」的自我控制遊戲。以自我控制為前提，讓ADHD兒童瞭解，現在與那位同學的關係有如老鼠遇見貓一般。在遊戲規則裡，**先想像自己扮演老鼠，那麼在這兩週內，必須讓自己與對方保持適當距離或迴避，以免被貓捉住。**請再次提醒孩子，這是一場自我控制的練習，控制自己如何能夠與對方維持適度的距離。如果可以先做到這點，那麼兩個人日後繼續玩就沒問題。

祕訣096 形成人際圈

ADHD兒童在班上常容易因為較薄弱的自我控制，而與同學起爭執或被排擠、遭拒絕。為了增加ADHD兒童與班上同學的超連結互動，這時真的**需要導師的舉手之勞，精挑細選，幫這些孩子組個人際圈。**在初期，只要二至三名同儕超連結就能產生關係。在這個人際圈中，無論關係是爭執、合作、協調或吵鬧，只要讓時間轉圈轉多了，相處互動經驗久了，這些關係連結通常會因為熟悉而變強。

秘訣097

人際小天使

請記得，在班上陪伴ＡＤＨＤ兒童的小天使是需要我們協助與訓練的，以預防這群小幫手在互動過程中可能經歷到的挫折，**這主要是讓小天使在與ＡＤＨＤ孩子互動時，能夠有些自我思考的準備。**如果你是老師，請試著引導小天使做練習；同樣地，如果你是父母，也可以讓你的孩子想想：

- 在即將開始扮演人際小天使時，優先自我評估：現在我和對方是幾分熟？從一分生肉至十分全熟，先將關係現況界定清楚。
- 問問自己：什麼是朋友？我如何界定朋友這件事？
- 自我評估：我和對方（待協助的ＡＤＨＤ同學）的朋友關係到哪裡？同樣可以一至十自評。
- 如果已經有了答案，比如現階段朋友關係是三或五，那麼，接下來，如何才能在朋友的關係上，往前推一格、兩格，甚至更多？
- 動腦想想：ＡＤＨＤ同學吸引我的特質是什麼？條列出對方有哪些特質優點。
- 我需要花多少時間和對方互動？每節下課？還是部分時間？
- 我和對方互動會遇見什麼樣的問題，該如何解決？

●在我和對方的朋友關係之間，最大的互動落石與障礙會是什麼？

●當其他同儕給予我反對的壓力，例如：「如果你和他一起玩，我們就不跟你做朋友。」我該如何繼續下去？

●我怎麼知道我和對方的關係有沒有改變？

●如果對方感受不到我的善意，比如他說：「你幹嘛老是跑來找我，跟在我旁邊？真像跟屁蟲一樣讓人討厭。」我該如何回應？

●是什麼樣的動機，會讓我想要繼續與對方互動下去？例如：是導師要求？還是我真的願意和他做朋友？

問題十六（父母頭痛傷腦筋）

如何訓練孩子察言觀色？

「你真的很白目耶！你爸爸已經在瞪著你看了，而且雙手扠著腰，從剛才就一句話都不說，你還在嘻皮笑臉，被罵真是活該。」孩子向來不會看人臉色，常常搞不清楚狀況，被形容成像被立可白塗眼睛的「小白目」。察言觀色到底該如何訓練？

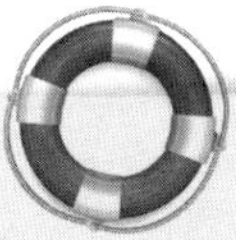

社交技巧的祕訣指南

祕訣098 運用Google的圖片搜尋功能找教材

祕訣099 解讀人物照片

祕訣100 運用YouTube短片

祕訣101 運用電影DVD

祕訣102 同儕互動始於自然情境：生活多觀察

祕訣098

運用Google的圖片搜尋功能找教材

「你到底會不會看臉色？講了這麼多次，怎麼還是學不會？」察言觀色的訓練，真的沒辦法只靠大人口頭說說，或僅僅告訴孩子一些道理。即使這麼做了、那麼說了，他還是概念模糊，不知道你到底在講些什麼。

在察言觀色的媒介使用上，你可多善用Google的圖片搜尋功能，輸入情緒關鍵詞，例如：smile、anger、sad，或者輸入child這個字，也會有一些屬於兒童的表情出現。**你可以選出像是現實的、抽象的、擬人化的卡通或動物等圖片，讓孩子從中學習辨識情緒表情。**

祕訣099

解讀人物照片

當你透過網路選擇了圖片或照片後，試著讓孩子看，並問他：「這個小女孩現在是什麼心情？她是什麼感覺？」「她在想什麼？」「你猜猜看，她接下來會做什麼？」

若孩子告訴你：「她心情不好，看起來情緒低落。」此時，你可以進一步問孩子：「你是從哪裡判斷這個小女孩心情低落？是眼神？嘴型？手勢？表情？動作？」

以此類推，觀察孩子判斷他人情緒的依據是什麼。

例如：當你選擇一張臉部表情反應傷心的圖片，此時，運用滑鼠游標分別指向眼睛、眉毛、鼻子、嘴巴、臉頰等表情線索，讓孩子將注意力定在這些五官特徵上，同時引導孩子嘗試形容出這些特徵。你也可以選擇一張臉部表情開心的圖片，運用開放式問句，詢問孩子該圖片所反應的情緒是什麼，同時自己怎麼判斷這些情緒。

與孩子討論圖片時，不一定要堅持大人所判斷的才正確，你可以嘗試聽聽孩子的想法，並確認他是如何解讀所看到的線索。

祕訣 100

運用YouTube短片

除了Google之外，你也可以運用YouTube短片搜尋，同樣輸入情緒關鍵詞或動畫名稱，選擇你認為適合孩子學習的短片當教材，**透過動態播放、暫停及反覆等方式，讓孩子學習辨識情緒**。

另外，推薦你，文化部兒童文化館的「繪本花園網站」（http://children.moc.gov.tw/garden/），也有許多很經典的繪本動畫可參考。

祕訣 101

運用電影DVD

你也可以運用影片DVD做為練習教材，在觀賞的過程中，不需一次從頭到尾讓孩子看完，你可以**每次以三至五分鐘為段落做練習**。

選擇容易操作的DVD播放軟體或DVD播放機，請適時善用快轉、倒帶、暫停、重複鍵等功能進行練習。例如：在你所要訓練的段落或內容按暫停，引導孩子辨識影片中角色的臉部表情，身體姿勢，行動反應，說話時所使用的語氣、音調、音量及字眼等，練習外在線索的察覺及情緒辨識。

祕訣 102

同儕互動始於自然情境：生活多觀察

除了運用上述網路及多媒體做為訓練教材外，你仍然需要回歸到日常生活情境，讓孩子在實際經驗中，學習如何判斷周遭他人的情緒反應。**要學習適當的社交技巧，實際的現場觀摩是一個必要過程。**同儕互動始於自然情境，基於這一點，建議你試著多帶領ADHD孩子，一起在生活中或校園裡，練習觀察他人的互動。過程中，可以將焦點放在如何分辨說話時，彼此的互動距離、眼神的注視方式、語氣或音量如何表達，以及臉部表情與動作如何起變化。

問題十七（父母頭痛傷腦筋）
如何訓練孩子的社交技巧？

為什麼ADHD孩子在同儕關係上，老是處於挨打、不利或吃虧的狀況？或許有部分原因來自於他玩的時候沒有辦法安靜，總是令周遭的同儕感到不舒服；不按牌理出牌，常讓同儕摸不著頭緒；經常狀況外，無法遵守遊戲規則；無法順利融入同儕團體；容易與同儕爭搶玩具；動作粗枝大葉，易碰撞到他人或物品；只聚焦在此時此刻的當下，不瞻前，也不顧後。從「想」到「做」之間，總有一段最遙遠的距離。

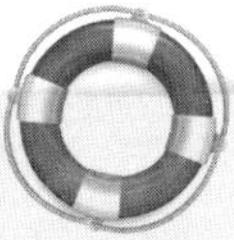

社交技巧的祕訣指南

祕訣103 微笑

祕訣104 眼神的魅力

祕訣105 從幫手做起
祕訣106 每日一志工
祕訣107 找出自己吸引對方的特質
祕訣108 讚不絕口
祕訣109 蒐集話題
祕訣110 聚焦話題
祕訣111 多聽，少說
祕訣112 把遊戲規則記得滾瓜爛熟
祕訣113 手臂距離

祕訣103 微笑

要提升孩子的社交技巧，「微笑」是最容易訓練的一件事。微笑，可以耳濡目染；微笑，可以滲透感染；微笑，總是人際互動的第一棒；微笑，有助於拉近彼此的情感距離；微笑，更深藏著化解衝突的魔力。發自內心的微笑，總是讓人際互動加滿分。**引導ADHD孩子平時常表露出自然的微笑**，在他的人際關係中，將能累積相當豐厚的紅利點數。而當你對著孩子微笑，我想他也會以微笑回應你。

秘訣 104

眼神的魅力

眼神接觸時，可傳遞並負載著各式各樣的情緒訊息，在人際關係上總是能帶來強勁的魅力。ADHD孩子在人際互動中，眼神總是容易四處飄散，無法聚焦在對方臉上。其實眼神接觸，並非僅是盯著對方的眼珠子看，而是**讓孩子練習如何在對方的眼睛及臉上，進行極細微的點對點位移。**

秘訣 105

從幫手做起

在人際關係當中，建議讓ADHD兒童暫時收起想主導的動力，先練習從幫手做起。**當幫手，必須先懂得等待，同時要能夠學習遵從及配合對方的指令與建議。**對於孩子來說，如果能夠充分發揮幫手的角色，那麼在人際關係方面又多了一層保護。

秘訣 106

每日一志工

幫助別人、看見對方的需求，縱使只是一點點的協助，都是對於人際關係的正向投注。無論是幫同學解答他不會的應用題、替同學撿丟到後頭的躲避球、打掃時一起幫同學整理桌椅，或是轉達老師的訊息給同學都可以。記得提醒孩子，**請仔細判斷對方當下的需求，而不是自己單方面的過度熱情或衝動介入。**

祕訣107 找出自己吸引對方的特質

你一定要相信每個孩子都有他吸引人的特質，ＡＤＨＤ兒童當然也不例外。我們大人可以幫孩子做的一件事，就是和他一起找出潛藏在他身上的這些優勢特質，像是幽默、熱情、活力、好奇等，而這特質也深深吸引著對方的注視目光。

如何在人際關係中，讓對方看見自己的優點，通常也影響了別人看待自己的第一印象。讓優勢能力被看見，並不表示就得處處張揚或宣稱自己多厲害，而是**在互動中，讓同學注意到自己在自我控制的缺陷外，另一股吸引他人的正向力量**。例如：比賽大隊接力時，自己總是能夠後來居上，幫同組贏得勝利；在圍棋比賽中，總是跌破眾人眼鏡而有精采的演出；在三對三的鬥牛比賽中，自己總是能投中許多三分球。

祕訣108 讚不絕口

就像在臉書上，臉友們常常以按「讚」來正向回應給對方，並期待對方也回應個「讚」，適度的讚美往往容易拉近彼此的互動距離。當孩子開口讚美時，當下的臉部表情總是最自然，嘴角總是最甜美，同時，多少也可以預期對方的回應將是最友善的。

對身邊的同學、朋友或家人說聲「讚」，多說「讚」，有益彼此關係的聯繫。讓ＡＤＨＤ孩子知道多將「讚」掛在嘴邊，特別是再加上大拇哥與自然的微笑，那麼對方終究也會回以一個會心的微笑。

讓自己至少每天說十個讚。當然，多說也很棒。而要是**在「讚」之後，再加上具體的敘述，效果更好**：「讚喔！你十題數學計算全對耶！」「哇！你好讚耶，連續三球都是你踢進的，我們這一隊真的都是靠你才贏的。」

祕訣 109

蒐集話題

話題，是維繫彼此人際互動的關鍵因素之一。建議你**平時可協助ＡＤＨＤ孩子一起蒐集目前在班上或校園流行的話題**，以便日後與同學相處時有所互動。當然，涉及到對方的隱私與八卦就不要太過談論咯！

祕訣 110

聚焦話題

ＡＤＨＤ兒童在與同儕對話時，常容易天馬行空地跳躍，而無法適度掌握人際關係中，當下所討論的話題。引導孩子練習在談話中，**將注意力聚焦於當下的話題，並試著由這個話題加以延伸**，例如：練習將說話內容都落在今天的躲避球賽這件事情上。

祕訣 111

多聽，少說

有耳沒口、多聽對方的想法與意見，對於常急著開口表達的ＡＤＨＤ兒童是一項必要的修鍊。這裡倒不是要求ＡＤＨＤ孩子在人際互動上，都不要表達自己的意見，而是適度、適量地說。**把話說在刀口上，用耳多傾聽。**

祕訣 112

把遊戲規則記得滾瓜爛熟

不按牌理出牌、常打破遊戲規則、在遊戲時常常任性演出，往往讓ＡＤＨＤ孩子在團體中陷入被排斥的宿命。這種宿命其實是可以改的，只要孩子常常自我提醒，並且搞清楚遊戲規則，同時，最重要的還是練習遵守與配合。

建議他**先在腦海裡把遊戲規則的流程想一遍，行程走一遍，把遊戲規則記得滾瓜爛熟。**雖然他總是蠢蠢欲動，但是熟悉將有助於他遵守遊戲規則。我想，沒有人喜歡聽到對方老是說「我沒辦法」，該遵守時，還是得要遵守。

祕訣 113

手臂距離

在人際關係中，如何維持適當的互動距離，這是一門學問，也是一種禮貌，過與不及都不適合。讓孩子試著提醒自己，在與他人互動時，**嘗試以一隻手臂的長度，與對方保持適當的互動空間**，以減少不必要的肢體碰觸而衍生的衝突。

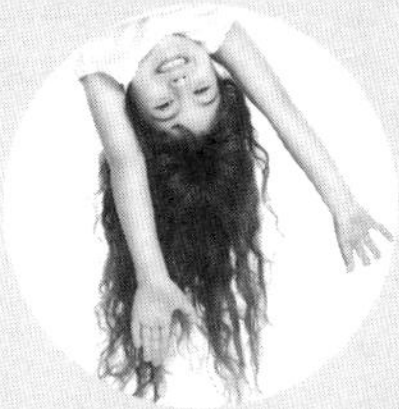

第六章

正向思考

有一天，應該會有如此的廣告出現。

誠徵：創意總監，無經驗可，ＡＤＨＤ者尤佳。

思考，有時是一種選擇。你可以選擇往正向走，或者考慮朝負向去。或許由於ＡＤＨＤ兒童在日常生活及校園學習中，有了太多挫折與被批評、糾正、指責的經驗，使得這群孩子常傾向於將負向、不好的結果與自己做連結，而且通常是很強的負向連結。他們常容易放大及扭曲對於自己不利的訊息，進而往負面的方向做解釋。

問題十八（父母頭痛傷腦筋）

如何引導孩子覺察自己的負向思考？

「反正我就是怎麼學都學不會。」

「我這次考試一定不及格，你信不信？」

「沒有人喜歡我啦！同學們都討厭我，反正分組就是沒人找我。」

「算了啦！我一個人已經習慣了，無所謂啦！」

如何讓孩子覺察到自己的這些負向思考呢？

正向思考的祕訣指南

祕訣114 向「我沒辦法」說再見

祕訣115 找出孩子的自動化想法

祕訣116 將想法寫出來
祕訣117 發現思考的病毒
祕訣118 把想法與感覺連連看

祕訣 114

向「我沒辦法」說再見

「我沒辦法！」聽到孩子說出這樣的話，或許讓你覺得很頭痛，當然，你不免擔心自己是不是也常這麼說。當這句「我沒辦法」太常出現時，也許你可以帶著孩子一起靜下來思考，**在面對眼前的事物時，我們自己是否曾經動腦想過怎麼做？**光說「我沒辦法」，無法讓你的期待有所改變。這句「我沒辦法」，甚至很容易讓孩子連一絲絲的改變動力都消失不見。當孩子總是把「我沒辦法」掛在嘴邊，請試著讓他告訴自己：「我沒辦法，但是我要嘗試找辦法，或許在過程中會讓我發現好的方法。」

祕訣 115

找出孩子的自動化想法

仔細留意孩子於日常生活中，經歷一些情境（例如班上分組活動）或面對問題（例如考試不及格）時，在第一時間的習慣性回應（自動化想法），**仔細留意從他所**

表達出的語言中，是否總存在著負向訊息。

平時，你可嘗試一些社會模擬情境問題，讓孩子練習將他所聯想到的立即說出來，或寫出來。情境問題的設計如：

●一聽老師說要分組時，他的心中馬上會浮現什麼想法？比如：「反正同學們都討厭我。」「哎呀！不可能有人願意和我同一組啦！」「最後還是沒有人選我啦！」

●當考卷要發下來時，他心中又會馬上彈跳出什麼念頭？譬如：「老師都故意找我麻煩，題目都出這麼難。」「一定又要不及格了，一定的啦！」「算了，反正我就是不會寫。」

祕訣116

將想法寫出來

試著讓ADHD孩子練習將思考的內容條列出來，**當這些想法一字一句呈現在自己眼前時，孩子就有機會檢視這些思考的性質，看看是正向居多？還是負向的占大部分。**例如：「我知道，我一定沒有辦法考及格。」「同學總是拒絕我、排斥我。」「不用報名啦，反正面試就是過不了啦！」你將發現這三句正好是三壞球，若經常出現，對孩子鐵定沒好事。

秘訣117

發現思考的病毒

有些話就像病毒一樣，潛藏於孩子的話語當中，而不知不覺地讓孩子消極地停擺下來。試著與孩子一起像偵探般，從他所反應的話語中，找出負向、不合理的線索及語病，特別是那些過度扭曲、誇大的內容。例如：**在自己的話語中，是否常出現「一定」、「每次」、「都」、「反正」、「隨便」或「無所謂」等習慣用字？**這些字，通常都會隱藏在孩子的對話裡，比如：「沒人和我同組，無所謂啦！反正又不是第一次，這種被拒絕的事，每次都會發生啦，隨便它了。」

秘訣118

把想法與感覺連連看

坐下來，試著與孩子腦力激盪一下，在「想法」與「感覺」之間玩連連看，讓他練習**將好的想法與不好的想法寫下來，同時分別寫出會帶來什麼樣的感覺**。當自己出現負向思考時，通常會為自己帶來哪一種負向的感覺，例如：是難過？傷心？恐懼？害怕？孤單？生氣？或是嫉妒？同樣地，以此類推，正向思考又能催化出哪一種正向的感覺，是高興？愉悅？興奮？快樂？開心？或平靜？

問題十九（父母頭痛傷腦筋）

孩子總是容易負向思考，怎麼辦？

ADHD孩子容易在負向思考的漩渦裡打轉，面對日常生活或校園學習時，常常習慣性地朝負向訊息做解釋，例如：「反正我都聽不懂啦！」「老師就是討厭我，總是在找我麻煩。」「我就知道你只疼弟弟，根本就不喜歡我。」面對動不動就出現的負向思考，你該怎麼辦？

正向思考的祕訣指南

祕訣119 從快樂的事物中，回頭帶來好想法

祕訣120 經典成功畫面的重播

祕訣121 找出每一件事給自己帶來的好處

祕訣122 讚美自己愈具體愈好

祕訣 119

從快樂的事物中，回頭帶來好想法

為了激發ADHD孩子正向的想法，或許可以試著讓他**練習從生活中找出讓自己高興、開心、愉悅、滿足的事情或活動**。有了這些能夠帶來正向情緒的行動力，同時也能激盪出ADHD孩子的好想法。

譬如孩子喜歡騎著自行車四處逛，在這騎乘的過程中，除了讓自己感到舒服開心外，也讓他覺得只要自己願意行動，就能夠有像騎自行車的這股耐力及持續性。例如他說：

「媽媽，我覺得騎自行車真的好舒服，讓我感覺自己充滿了耐力與飽飽的能量，覺得自己也可以持之以恆。」

想法、情緒與行動，這三個關鍵元素就像摩天輪一樣，彼此互為影響地轉動著。

祕訣 120

經典成功畫面的重播

成功的畫面總是讓當事人念念不忘，就如同有些電影常重複播放經典片段一般。建議你，也可以引導ADHD孩子練習重播自己的成功畫面，不限過去的、現在的或未來的想像。當這些經典畫面不斷在孩子的腦海裡重播，可以為他帶來較為正向的自我肯定。

例如：孩子的成功畫面可能是一百公尺跑步抵達終點，或四百公尺游泳決賽勝利的那一剎那，也許是在擺上第一百片拼圖而終於大功告成的瞬間，還有十題計算題做完全對的快感。**經典的成功畫面需要重播多少次，可順著他的感覺，當然，愈多、愈具體，愈好。**

祕訣121

找出每一件事給自己帶來的好處

有時，事情發生了就是發生了，至於這些事到底會帶給我們什麼樣的情緒，則往往取決於我們如何加以解釋。也就是說，想法的選擇的確能夠改變事物所帶來的影響，可能是情緒上的，也可能是行動上的。

試著讓ADHD孩子**練習從每件事物或經驗中，找出對自己有用的地方。**比如同學在分組時拒絕我加入，或許透過這件事情，讓我有機會思考自己在同學心中的印象是什麼，進而讓我更瞭解自己。當我獨自一組時，正好可以來驗收我獨力整理資料的功力。

祕訣122

讚美自己愈具體愈好

讚美自己，能夠讓自己常保心情愉悅，帶著滿滿的正能量往前進。**如果在讚美的過程中，更具體、更明確地把自己的美好說出來，將更能夠讓自己充滿有能力的感覺。**

「爸爸，我很棒耶！三天就把直排輪學會，現在已經可以向前溜和倒退溜了。」

「我太佩服我自己了，我很仔細地看著每一道題目的說明，認真想想當中的意思，計算後，再仔細檢查兩遍，五題數學應用題果然全都答對了！」

問題二十（父母頭痛傷腦筋）
如何將負向思考轉變成正向思考？

思考有時如同走在一條岔路上：向左走，是朝向日葵般的正向陽光而去；向右走，則是往陰暗的灰色山洞裡鑽。如何在孩子即將步上負向的思考路口時，引導他打個方向燈，調整轉至正向的路途上，這是需要反覆練習的。以下提供給你六個祕訣。

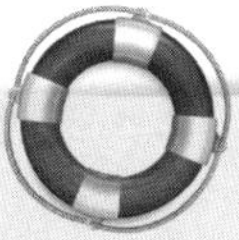

正向思考的祕訣指南

祕訣123 在全有與全無之間，尋找彈性地帶
祕訣124 剝洋蔥式的思考
祕訣125 反駁自己的負向想法
祕訣126 反轉負向思考

祕訣127　正向想法的示範

祕訣128　想法轉轉龜：正向思考練習

祕訣123

在全有與全無之間，尋找彈性地帶

全有全無、非黑即白的思考模式，容易讓孩子的想法陷入負面思考的漩渦裡，無法自拔。請仔細留意孩子是否總是容易出現如此的二分法，比如：自己不是成功，就是失敗；他不是接受我，就是拒絕我。

試著讓孩子瞭解，在成功與失敗之間還有許多的排列組合，就像一把尺有不同的刻度一般。例如：「雖然這次大隊接力沒進入決賽，但我想，這回同學們都已經盡了最大的努力。或許是對手實力太強了。說不定，只要努力再加把勁，下一回我們班也能跑入決賽。」當孩子的想法具有彈性，未來面對一些事物與經驗時，也較有轉圜的機會。

祕訣124

剝洋蔥式的思考

在協助ＡＤＨＤ孩子澄清自己真正的思考內涵時，道理就像剝洋蔥一般。有時孩子會因當下所在意的事而感到情緒沮喪，譬如當老師一提及分組，ＡＤＨＤ孩子的自動化思考中可能馬上蹦出「一定沒有人願意跟我同組」的想法。這時可**運用剝洋蔥的技巧，主要目的是協助孩子，一層一層地釐清自己真正在意的、最接近核心的想法。**

比如你可以問孩子：「沒有人願意跟你同一組，這件事對你來說，是什麼意義？」

或許他會回答你：「沒有人願意跟我同一組，讓我覺得沒有人喜歡我，我想他們一定是覺得我很笨。」

順著孩子的回應，持續再對他的思考進行剝洋蔥練習，你可以再加碼問：「當他們覺得你很笨，又會怎麼樣呢？對你又是什麼意義？」

或許他會回答你：「當他們覺得我很笨，我想一定是認為我沒有實力，怎麼學都學不會。」「而怎麼學都學不會，會讓我覺得自己是很糟糕的人，以後一定沒有前途。」

以此類推，以便在最後讓ＡＤＨＤ孩子澄清自己真正在意的核心。

祕訣125

反駁自己的負向想法

針對孩子說法上不合理的部分提出你的疑問。例如當他說：「反正同學們都討厭我。」試著向他反應：「你們班上有三十個小朋友，如果每位同學都討厭你，那是不是表示二十九位同學每一個都拒絕你，你能把他們的名字一個、一個說出來嗎？」

當孩子無法全部說出或遲疑時，你便可以回應：「那是不是拒絕你的其實只有誰，或哪些人，而不是你說的全部都拒絕？你要不要試著把剛才說的話再說一遍？」

讓孩子能夠像面對鏡子一樣，隨時練習想法的自我察覺。

祕訣126

反轉負向思考

思考有時得翻轉一下，尤其當想法總是落在負向那一端時。建議你，一起與孩子練習將這些負向語句調整成正向對話。

比如，當出現「我知道，我一定沒有辦法考及格」的想法時，試著轉成：「我知道，只要我持續努力，考試要及格是很容易的事。」

又如常抱怨：「同學總是拒絕我、排斥我。」試著正向轉成：「我想，如果我嘗試主動與同學說話或問問看是否有人需要幫忙，說不定就會有人願意和我做朋友。」

其他轉換成正向的例子，比如：

「雖然這個單元有些困難聽不懂，但我願意試試看，應該還是可以理解一部分。」

「或許我是有一些調皮搗蛋，讓老師不喜歡，但是他會這麼要求，應該也是認為我做得到。」

「弟弟年紀小，是需要大人多陪他、照顧他，我想我和弟弟都是媽媽最愛的寶貝。」

祕訣127

正向想法的示範

建議你，**多多與孩子一起練習前段的想法反轉，讓他在正向思考上能夠自然純熟。**

當你發現ＡＤＨＤ孩子一直無法以正向的語句做表達時，或許你可以先示範。例如：

「雖然我曾經被班上同學拒絕過，但也不是每個人都討厭我。我想，再去問問看，說不定還有人願意和我同組作伴。」

譬如當你剪了新髮型，一進教室，同學就笑著說：「哇哈哈！剪這什麼小瓜呆頭！」如果孩子一直認為：「我的頭髮一定理得很醜，不然同學為什麼會笑我小瓜呆頭？」而久久無法釋懷，或不懂得如何正向應對時，你可以如此示範：

「我的髮型一定理得很特別，不然同學為什麼會注意到我？」

「我就知道，全班就是他最關心我。」

祕訣128

想法轉轉龜：正向思考練習

試著與ＡＤＨＤ孩子一起來玩一場「想法轉轉龜」的遊戲，規則是由你拋出負向的想法，隨後讓他嘗試以正向想法取代你這些不合理的想法，如：

問題一：「我知道一定沒有人願意跟我玩。」
問題二：「反正我怎麼學都學不會。」
問題三：「他們總是故意找我麻煩，煩死了。」

當你拋出負向的想法時，孩子必須練習以正向的想法進行翻轉。

●問題一：

「我想，說不定我主動去找，會發現有人正缺少一個同伴。」
「只要去找，說不定還會有，頂多是像以前一樣而已。」

●問題二：

「這道數學雖然有些困難，但是我可以試著算算看，說不定就讓我學會了。」
「就是因為有點難，學起來才比較有意思，所以我總是願意試試看。」

●問題三：

「我想同學也許是覺得我的心胸夠寬大，才喜歡找我鬥嘴。」
「其實吵來吵去還挺好玩的，說不定可以更認識彼此。」

想法轉轉龜，讓孩子練習當負向想法彈跳出來時，順勢轉個彎，讓這個想法馬上轉至正向的回應。請記得一件事：**正向想法一定可以練習，而且是需要不斷地練習、再練習。**

問題二十一（父母頭痛傷腦筋）
如何讓想法轉換成行動力？

許多練習如果只是想，而沒有任何執行與行動力，那麼就很容易在原地空轉。行動力，有時能為自己和孩子帶來正向的經驗回饋，而如此的體驗又能回過頭來，讓我們更容易往正面的方向思考。

正向思考並不是想想就算了，也不是讓自己陷入自我合理化的舒適圈中，而是要能夠引導出孩子解決問題的能力，化解眼前的困境。

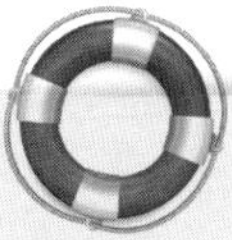

正向思考的祕訣指南

祕訣129 找出解決問題的行動方案

祕訣130 列出行動清單

祕訣131 執行行動清單

祕訣132 定期嘗鮮

祕訣133 吸收他人的正向經驗

祕訣129

找出解決問題的行動方案

「媽媽，這些數學應用題我都不會啦！」「老師，分組的時候，一定沒有人願意和我同一組啦！」「老爸，你說的我一定記不得啦！」

你的孩子是否很容易脫口而出這樣的話，並且杵在原地，消極地不為所動？你似乎發現，ADHD孩子因為常常在生活中遇到挫折，漸漸變得不願意嘗試就直接放棄了。如果不試著讓孩子練習啟動自己的問題解決行動方案，這些還沒有思考就認定一切都「不可能」的消極想法，很容易讓他不斷地自我消沉下去。

啟動孩子解決問題的行動方案，將這些方案一一列出來。例如：對於他宣稱「都不會」的數學應用題，你可以試著帶領孩子逐字逐句去理解題意，同時動手計算，或用手繪塗鴉解說示範。**只要有行動，就有解決的機會。**

同樣地，對於分組時擔心被拒絕或常抱怨自己記不得的孩子，也可以在正向思考的話語中帶出行動方案。例如：「我主動問問看，說不定正好有同學在苦惱少一個人耶！」「假如我試著向同學說出我最厲害的地方，說不定他們會對我刮目相看。」「記不得？那先用筆寫下來不就得了？不然，請同學提醒你也可以啊！」

祕訣 130

列出行動清單

想法需要落實為行動，建議你先帶著孩子把這些腦袋裡的念頭（問題解決行動方案）具體地條列出來，如同待辦清單或目標卡。例如：當孩子總是抱怨同學不理他、覺得自己討人厭時，為了讓ADHD孩子跳脫如此的自怨自艾，試著將行動方案寫下來，如：

1.對著同學微笑；2.眼睛看著他；3.先保持安靜，等他把話說完；4.分享同學感到有興趣的話題，比如聊聊線上遊戲「塞爾號」；5.平時讓自己的衣服保持乾淨等。

祕訣 131

執行行動清單

當上述的問題解決行動方案條列出來後，接著就必須進入執行的部分。例如：針對前面所提到的對著同學微笑等五個方案，開始行動，同時以檢核的方式（比如以「打勾」表示有執行），提醒自己練習的情況。有做，並不表示問題一定能改善，但

做了，就一定有改善的機會。

祕訣132 定期嘗鮮

ADHD孩子愛嘗試新鮮的事物，這點是他們很棒的一種特質。你可以試著**把接觸新事物與創造新經驗變成孩子的例行活動，並且積極地投入其中。**

建議你，一起與孩子進行一些新嘗試，像是：走一段從沒走過的巷弄，看一場從沒看過的類型片（科幻片、奇幻片、戰爭片、歌舞片等都行），或到書店找一本很少會翻的書籍，或者吃一道以前從不曾考慮過的菜，試用從未接觸過的洗髮精品牌等。讓這些經驗，為孩子帶來一些全新的體驗與感覺，連帶地也讓他的想法時常保鮮，擁有一股「想要去探索」的動力。

祕訣133 吸收他人的正向經驗

如果你發現自己的正向經驗真的很少，或許可以**試試從別人的經驗裡去找，看電影、聽故事、閱讀文章或聽朋友分享自身經驗都行。**試著讓ADHD孩子從這些故事中（例如：奧運八面金牌游泳選手菲爾普斯的傳記），引導他去思考故事的主角在成長過程中，如何面對生活上的挫折，以及看待事物的方式。

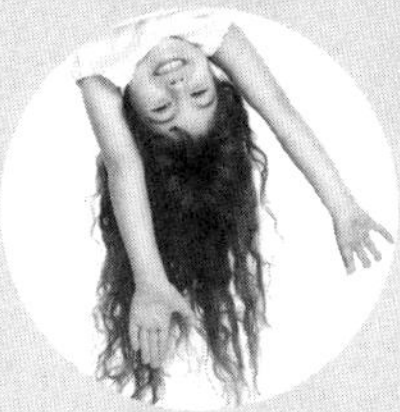

第七章

自我概念

ＡＤＨＤ孩子的自信銀行裡，存的是什麼？
多刷刷存摺，多瞭解孩子的自信來源。

你是否想過ＡＤＨＤ兒童是如何看待自己的？尤其在與ＡＤＨＤ症狀相處上，他是正向地持平看待？還是負向地誇大描述？

ＡＤＨＤ兒童在成長過程中，因為日常生活及校園學習的負向經驗，而往往走在負向自我概念的稜線邊緣，一不小心就容易墜落至萬丈深淵。「自我概念」包括了：孩子如何看待自己的外在，與他人的關係，以及他的能力、興趣和情緒管理等，進而形成對自己的看法與認定。這些往往有一大部分是來自別人對於自己的看法。

當然，最後如何傾聽自己的內在聲音，也是很重要的一件事。

問題二十二（父母頭痛傷腦筋）

該不該讓孩子知道他是ＡＤＨＤ？

孩子是否有權利知道自己本身的困擾與特質究竟是怎麼一回事？當孩子被診斷出是ＡＤＨＤ時，父母是否該一五一十地向孩子說明ＡＤＨＤ這件事？當然，前提是父母自己本身必須先瞭解ＡＤＨＤ究竟是怎麼一回事。說與不說，並不是二分法的兩個極端。在說與不說之間，應該隨著孩子的心智年齡而有漸進式的調整。

自我概念的祕訣指南

祕訣１３４ 將想法寫下來

祕訣１３５ 自編故事，認識自己

祕訣１３６ 以孩子心智年齡能懂的話告訴他

祕訣137　分享ＡＤＨＤ文章

祕訣138　ＡＤＨＤ跑車：善用你熟悉的隱喻

祕訣134　將想法寫下來

你會發現在本書中，總是不時地提醒你將自己的想法寫下來，把感覺寫下來。試著拿起紙筆，將你的顧慮條列出來。在選擇談論之前，或許你可以先思考：為什麼需要向孩子說明ＡＤＨＤ這件事。當選擇告訴孩子他是ＡＤＨＤ會怎樣？如果不選擇告訴孩子又會怎樣？說，還是不說？我想，你一定有屬於自己的考量，一種關照孩子成長的考量，但**試著先把這些想法寫下來。寫下來，將有助於你持續檢視自己的看法。**

祕訣135　自編故事，認識自己

面對學齡前的幼兒，你未必需要直接告訴孩子，或和孩子討論ＡＤＨＤ這麼艱深的字眼（雖然我們大人似乎總是容易以簡化的方式來看待這項診斷）。你可以選擇**以自編故事的方式，讓孩子瞭解有時自己的控制系統不聽話，會帶來什麼樣的狀況，**

當然也可以與他討論，如何讓自己變乖、聽話的魔法。

祕訣
136

以孩子心智年齡能懂的話告訴他

面對學齡孩子，你可以試著讓他瞭解，每個大人與小朋友都有些讓自己傷腦筋的煩惱事，這些頭痛問題有時是身不由己。不見得需要刻意強調ＡＤＨＤ的名稱。之所以保留而不刻意說，就看孩子的心智年齡是否已經能夠深入瞭解「ＡＤＨＤ」所伴隨的特質或困擾，及「ＡＤＨＤ」這個詞對他的意義。

太早向孩子直接強調「ＡＤＨＤ」這個詞，並不是一件妥當的事，你總是擔心，他是否會因此為自己貼上這項標籤，並將日常生活或校園中不適當的表現，都歸咎於「ＡＤＨＤ」這回事。想想大人對於「ＡＤＨＤ」這名詞都不見得真能理解了，更何況是孩子。

試著以孩子心智年齡能夠懂的話告訴他，**孩子有權利、也必須要瞭解自己的特質，無論是優勢的，或是待改善的。**孩子需要對自己這輛車子的性能瞭若指掌。你可以讓孩子明瞭，自己在日常生活中或校園學習上可能會有哪些情況？當然，重要的還是在於如何腦力激盪，讓自己學會與這些問題和平相處。

祕訣 137

分享ＡＤＨＤ文章

當孩子逐漸步入青春期，或許你可以試著向孩子解釋ＡＤＨＤ究竟是怎麼一回事，或選擇一些關於ＡＤＨＤ的短篇文章，讓孩子有機會更加瞭解自己終日困擾的原因所在。傾聽孩子對於ＡＤＨＤ的想法，並嘗試區辨孩子的想法是否出現灰色或負面的偏見。讓孩子談談自己伴隨ＡＤＨＤ的感覺，以及知道自己患有ＡＤＨＤ後的反應。

選擇告訴孩子，絕對不是讓孩子拿這些診斷來做為出現問題時的擋箭牌或免死金牌，而無限上綱、豁免責任。**認識及接納自己，是孩子及父母面對未來ＡＤＨＤ困境，甚至於跳脫ＡＤＨＤ困境的第一步。但在此必須強調，ＡＤＨＤ並非等同於自己的全部——這一點，請記得向孩子說。**

祕訣 138

ＡＤＨＤ跑車：善用你熟悉的隱喻

ＡＤＨＤ孩子有必要認識自己的特質，當他對自己有深入的瞭解時，就可以開始建構全新且合理的自我概念。關於ＡＤＨＤ這回事，並不見得要很嚴肅地和孩子論及疾病的成因或細節，特別是當他的心智還在成長時，這方面可以先不這麼急切。

試著運用隱喻是我一貫的做法，**透過較為輕鬆的方式，讓孩子懂得自己，認識自己。**以下運用「ＡＤＨＤ跑車的新手駕駛」是方法之一，當然，你也可以有屬於自己熟悉的隱喻方式。

- ADHD跑車，流線造型，車身亮麗。
- ADHD跑車，加速功能無話可說，倒是煞車功能不太靈活。
- ADHD跑車，耗油量大，但仍不損其馬力性能。
- ADHD跑車，常忘了打方向燈，突如其來地變換車道，讓其他駕駛措手不及。
- ADHD跑車，常自信滿滿，愛鑽狹窄巷弄，車體常刮得遍體鱗傷，成了汽車美容的最愛，板金、烤漆常得樣樣來。
- ADHD跑車，為了達到平順、流暢和動力的駕馭感，往往得每日添加「利他能」（Ritalin）或「專思達」（Concerta）品牌的機油，以提升引擎的功效。
- ADHD跑車，無論是強調外觀車型或是內裝配件升級，重要的是，順利取得駕駛執照，並安全上路到達目的地，才是王道。
- ADHD跑車，新手駕駛，請多包涵。

問題二十三（父母頭痛傷腦筋）

如何幫助孩子調整對自己的負面印象？

常常在演講及諮商的現場提醒父母或老師，當ＡＤＨＤ孩子處在幼兒園或小學一年級的階段時，請試著體會這原汁原味、屬於ＡＤＨＤ的自我控制問題。但是當孩子一路開始往上走時，若未適時因應得當，ＡＤＨＤ兒童會逐漸衍生出一連串的問題，諸如學業上的低成就、人際上的被數落或衝突而遭排擠、負向思考與情緒的醞釀及生成等，這一切往往容易讓他開始不喜歡自己，對自我也容易存在負面印象。

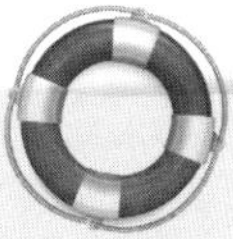

自我概念的祕訣指南

祕訣139　瞭解自己的混戰區

祕訣140　理解注意力問題的殺傷力

祕訣141 編寫生命腳本
祕訣142 翻轉ADHD的刻板印象
祕訣143 無抱怨日
祕訣144 對著鏡子說好話
祕訣145 練習做決定
祕訣146 蒐集創意點子
祕訣147 讓自己乾淨俐落

祕訣139 瞭解自己的混戰區

你一定相信ADHD孩子容易動輒得咎，或許他也有必要瞭解自己的這些弱點。看見自己的弱點，並不表示要自怨自艾或因此意志消沉，反而該試著**讓他瞭解ADHD的這項特質如何使自己在生活或學習上踩到無數地雷，並且教他如何迴避或跳過這些地雷區。**

- 早上鬧鐘叫喚不醒時。
- 刷牙洗臉拖拖拉拉時。
- 蹲坐馬桶不省人事時。

- 飯糰漢堡細嚼慢嚥時。
- 出門上學時間搞不清時。
- 衣衫不整走到校門口時。
- 早自習忘記攜帶聯絡簿時。
- 上課眼睛無法盯住黑板時。
- 屁股總愛與椅子鬧脾氣時。
- 話總是無法說對時。
- 被問一律「我不知道」時。
- 課本總是沒有翻開那一頁時。
- 寫字生詞造句總是提不起勁時。
- 下課走廊橫衝直撞擦撞難免時。
- 上課總是從遙遠的角落慢慢回來時。
- 第四節課「利他能」開始向我說再見時。
- 中午吃飯食欲不好慢吞吞時。
- 午睡時間輾轉難眠時。
- 下午忘記吃藥活蹦亂跳時。

- 放學排安親班路隊心不甘情不願時。
- 作業評量測驗考卷有一搭沒一搭時。
- 回家繼續挑燈夜戰寫功課時。
- 老媽陪讀陪得心力憔悴時。
- 老爸加班晚歸看見我還清醒時。
- 半夜做夢打呼大展身手踢到手足時。

祕訣140

理解注意力問題的殺傷力

ADHD孩子有必要瞭解，當注意力持續出現狀況時，對自己有什麼樣的殺傷力。

- 忙忙忙，你還是會很忙，而且忙得不知所以然。
- 拖拖拖，拖到父母及老師一肚子火，而你心裡也不會太好受。
- 散散散，有時一天給你，你也可能不知所以。
- 掉掉掉，不知不覺屬於你的東西四處掉，掉了什麼就怕連你自己也不知道。
- 念念念，你的眼睛東飄西散，正眼不瞧人，小心換來一場眾人念。
- 找找找，你老是找不到要的東西，而且通常在你不需要時，它就出現在你眼前。
- 亂亂亂，生活像經歷一場龍捲風外加七級大地震，你的房間場面也挺嚇人。

●疑疑疑，你會很不可思議，眼前的表現是不是打折後的自己。

●慢慢慢，你會發現原本做一件事，應該有太魯閣號的速度，但是你卻搭上區間車，重點是，你還下錯站。

●斷斷斷，你的思緒有時就像雨中的蘇花公路，落石坍方不斷。

秘訣141

編寫生命腳本

每個人都有故事——一則持續在進行中的生命故事。無論ADHD兒童對書寫這件事是否排斥，都請試著讓他動手編寫屬於自己的故事。想要讓孩子改變，「開始動手執行」當然是一定要有的啟動程式。或許你會抱怨叫不動孩子或他回應不想寫，但是，若想讓孩子突破現階段生命的窠臼，請試著引導看看，或者先由孩子說，你來動手寫。

仔細聆聽孩子怎麼說他的生命腳本：「我這輩子，一定是個討人厭的傢伙啦！」「我充滿對生命的熱情。」「我真的會一路笨到大。」「沒有人可以像我如此古靈精怪。」「我非常慶幸自己有著活力熱情的一生。」每個孩子對於自己這本故事大書，都有許多不同的生命主軸。

當孩子的生命腳本已經出現雛形，接下來，請開始與孩子一起來改寫這部腳本裡所存在的負向內容或劇情。**讓ADHD兒童知道，他就是自己的導演、編劇或作**

家，因此，未來的故事要如何發展，全靠他自己縱情、恣意地揮灑。在這編寫、修改的過程中，重新賦予自我概念新的意義。

祕訣142

翻轉ADHD的刻板印象

很多事，就看你怎麼想，轉個彎，大家可以一起腦力激盪。每個孩子都有棒的地方，ADHD孩子也不例外。有時，我們看到的症狀是一種現象，例如：不經思考便脫口而出，或想到什麼就說什麼。當我們選擇以不同的角度來看待這些表現時，對於ADHD行為的詮釋就會完全翻轉。**換個方式來解釋，你將會看到他們的無限可能。**

1. 創意十足。
2. 超級點子王。
3. 想出別人想不到的點子。
4. 對於事物充滿好奇。
5. 活力充沛（差點大聲喊出：「保利達，蠻牛！」）。
6. 體力十足。
7. 熱情有勁（只要有ADHD孩子在，絕不會冷場）。
8. 包容力強（只要你願意，ADHD孩子都能夠和你玩）。

9. 貼心（這一點許多媽媽都能感受到）。
10. 抗壓性強（你看有誰可以像ADHD孩子耐住這麼多批評聲浪）。
11. 不會與人多計較。
12. 聰明（你們大人不都是這麼說嘛）。
13. 反應快。
14. 開心果（同學不是常常對ADHD孩子的表現發出笑聲嗎？）。
15. 坦白、無心機（你看ADHD孩子的情緒多透明，不會隱藏）。
16. 健談。
17. 話題多。

祕訣 143 無抱怨日

如果抱怨對ADHD有效，那麼ADHD的困擾就不算什麼，甚至於ADHD這疾患大概也不存在了。然而，對於ADHD不抱怨，這有可能嗎？的確是有一些難度，不，應該說是很大的挑戰。不過，還是有可能做到的，只是必須重新設定我們的思考，將我們的注意力改為聚焦在孩子所呈現出來的美好特質上。

正向思考，並非故意迴避問題或對其視而不見，只是我們對於自己看待現象的習慣，得重新賦予正向的能量。如同臉書上，網友期待被按下那個伸出大拇哥的「讚」，我想，ADHD孩子也是一樣。

不抱怨，讓我們將目光從注意孩子少的、缺的、做不到的那一部分，慢慢位移到孩子多的、已經具備的、做到的這一部分。沒有孩子完美到讓人無可抱怨，特別是對於ADHD孩子更不敢奢望。但抱怨與讚美在同一個孩子身上是一個比例，無論多寡，全憑我們重新選擇看待孩子的方式。常常按下「讚」，我想，你的心情會亮起來。常常說個「讚」，我想，ADHD孩子也會笑起來。

祕訣144

對著鏡子說好話

正向語言的力量，有時驚人得讓人難以想像，特別是當你一點一滴地對自己累積這些充滿能量的話語時。ADHD孩子一定需要如此的自我肯定，來支撐自己在生活、學習與人際中很容易遭逢的挫折。面對自己吧！**讓孩子看著鏡子裡自己的眼睛練習說，試著用肯定的語氣告訴自己**：「我知道我一定做得到！」「如果我願意嘗試，一定可以如我所願。」

祕訣145

練習做決定

做決定，總是能讓自己萌生一種有能力的感覺，這對於常常處於無所適從狀態的ADHD兒童來說，是一首自我肯定的練習曲。當孩子還是停留在不知道、沒意見、隨便、都可以的情況時，**試著縮小選項的範圍，讓孩子被迫從選項中做出決定。**

秘訣146

蒐集創意點子

ADHD孩子常常不假思索的回應，換個角度看，往往也都是未經雕琢的創意點子。**讓孩子養成隨身攜帶紙筆的習慣，並隨時將這些點子以文字記錄下來。**試著與孩子一起翻閱這本創意點子簿，在這過程中，讓ADHD孩子看見自己獨特、有創意的思考，對自己的能力會更滿意，更加分。

秘訣147

讓自己乾淨俐落

外在的髮型、穿著與打扮，連同服裝儀容是否總是清爽乾淨，往往也影響著他人對於ADHD孩子的第一印象與觀感。你可以帶著孩子一起選擇他喜歡的模樣，一種至少會對自己感到喜歡的模樣。**先讓自己喜歡上自己最基本的樣子**，這時，連帶也提升了自己對自己的好感度，與充滿正向的自我概念，一種來自於對外在的自我接受）。先讓孩子喜歡自己，就多了讓別人也喜歡自己的機會。

問題二十四（孩子無奈壞心情）

傾聽孩子對於ADHD的看法

我們到底有多瞭解自己的孩子？特別是如果讓我們向人形容自己的孩子，除了抱怨之外，我們到底可以說多久？時間的長短，也多少意味著我們對於孩子瞭解多少。我想，沒有人喜歡自己從小就被ADHD這個魔咒所困擾。無論孩子是急著擺脫自我控制狀況百出的窘境，還是乾脆學著接受自己的ADHD症狀、與其和平共處，我們都不妨試著去感受、去傾聽孩子關於ADHD的「內在聲音」。

自我概念的祕訣指南

祕訣148 颱風吹，「ADHD」招牌胡亂飛

祕訣149 讓「ADHD」隨風遠離我的額頭上

祕訣
148

颱風吹，「ＡＤＨＤ」招牌胡亂飛

●颱風吹，「ＡＤＨＤ」招牌胡亂飛。
●颱風吹，吹走「ＡＤＨＤ」招牌上的字母「Ｄ」（disorder）。
●沒有混亂與疾患（disorder），終於可以拋開病模樣。
●颱風吹，吹走「ＡＤＨ」招牌上的字母「Ｈ」（Hyper）。
●沒有超過、過度那個樣（Hyper），終於只留下穩當穩當的活動量（activity）。
●颱風吹，吹亂「ＡＤ」招牌上的字母「Ｄ」（deficit）。
●管你缺陷也好，不足也罷（deficit），用力一陣，大風吹成有效率的（efficient）。
●deficit or efficient，兩個英文字母看起來都很像，卻是天南地北兩種模樣。
●颱風吹，吹不走英文字母招牌「Ａ」，這是許多孩子期待的心願。
●無論是生活上或學習上，正向「Ａ」，夢裡與現實都想看見。
●颱風吹，「ＡＤＨＤ」招牌胡亂飛。

祕訣
149

讓「ＡＤＨＤ」隨風遠離我的額頭上

●「ＡＤＨＤ」這四個英文字母，像是透過三秒膠般瞬間附著在我的額頭上。

●有這個字，沒這個字，你們大人看我的態度與角度是否會有不一樣？

●「ＡＤＨＤ」這個字似乎是在告訴我：「別鬧了，你就是做不到。」

●當你們一直告訴我「這裡不對，那裡做錯」，並無法對於我的成功有什麼樣的幫助，有時更像是在扯後腿，讓我離成功愈來愈遠。

●大人們，請不要再捨近求遠，一天二十四小時內自己再怎麼無法運轉，我仍然有些成功的經驗與範例，縱使只是一丁點或微乎其微，這還是我自發性的一種成功。

●別吝嗇，聊一點我的成功經驗吧！這會讓我比較快地踏上改變的軌道，至少向前改變的動機燃料是我自己加上去的，而不是大人勉強而來。

●大人們，請從我的成功經驗開始聊起吧！聊一聊，讓我比較容易看見自己的改變。相信我，這些改變將會如滾雪球般逐漸形成我的自信來源。

●讓「ＡＤＨＤ」這四個英文字母如書寫在３Ｍ的黃色便利貼上，隨風遠離我的額頭上。

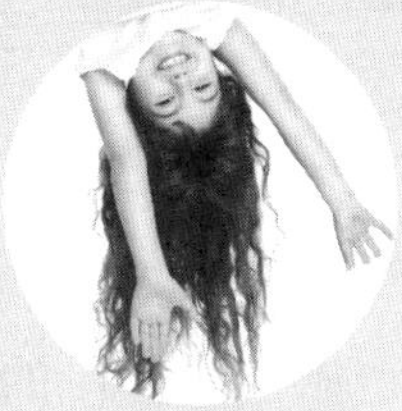

第八章

動機態度

聚焦在ADHD孩子的正向表現，如同鑽木取火般，讓孩子的學習動機燃燒起來。

ADHD孩子或許因為容易被周遭的人過度批評、指責或數落，而往往學到一套自己因應壓力的方式，只不過比較可惜的是，態度通常都消極了些。對於大人的提醒、叮嚀常當作耳邊風，當然有些也源於自己的分心或忘記，或乾脆消極地如一顆大石頭坐落在草原上，不為所動。有時，孩子甚至於來個一問三不知——反正只要一律都說「不知道」，大概大人也拿我沒辦法。

問題二十五（父母頭痛傷腦筋）
孩子總是叫不動，怎麼辦？

「你的漫畫也收一收吧，丟得滿地都是。」

「你有沒有聽到我說話？漫畫收一收，不要到六年級了，連收拾也不會。」

孩子雙眼持續瞪著電腦螢幕，雙手也不時轉著搖桿、敲著鍵盤。

「你的耳朵是不是聾了，我在跟你說話，你有沒有聽見？」

「東西不要隨地丟嘛！下回有客人來了看見，你不會不好意思嗎？」

你可能一邊叨念著，一邊低頭勤奮地將漫畫收拾乾淨，心裡忍不住煩惱：孩子總是叫不動，怎麼辦？

動機態度的祕訣指南

祕訣150 為什麼孩子叫不動？
祕訣151 故意忽略
祕訣152 故意做一半
祕訣153 話故意說一半
祕訣154 故意說反話
祕訣155 故意說錯話

祕訣150

為什麼孩子叫不動？

為什麼孩子叫不動？我想，**可能是你從來沒想過要徹底把孩子叫動**。你仍然習慣性地會叫他，但是往往叫過就算了。宣示歸宣示，不表示一定要達陣成功。

為什麼孩子叫不動？我想，**你叫的時間點可能真的不對**。父母有時也要學會察言觀色。沒有人喜歡中途被打斷，特別是當孩子正專注於某些事情時。除非，你事先已經與孩子約定好了。

為什麼孩子叫不動？我想，**你可能也沒認真地表現出叫孩子的方式**：遠距離地叫，正眼沒看孩子地叫，邊做事情邊叫，在孩子的背後叫。

為什麼孩子叫不動？我想，**你可能也不知道自己在叫什麼**。想到就叫，隨時在叫，重複地叫，東叫西叫，沒重點地叫。

祕訣151

故意忽略

當孩子向你要求看電視或出去玩時，你可以故意裝作沒看到或沒聽到，持續進行你當下正在做的事，比如：打掃、拖地板、整理床鋪。**見你不為所動，孩子的態度就必須再積極一點**。例如，當孩子告訴你：「媽媽，我要看電視，你有沒有聽到，遙控器放在哪裡？」此時，你可以故意回應：「喔？媽媽剛剛注意力忘記插電，沒聽到你在說什麼，請你再說一遍。」

祕訣152

故意做一半

譬如孩子想要出門玩時，故意只準備一只襪子，或故意將襪子配錯對，讓孩子主動來糾正你——但請記得，這一回出門，你並不急。**有時真的是我們幫孩子做太多**

了，太容易得到的東西，孩子真的不會珍惜。

秘訣153

話故意說一半

例如，當孩子專心在看電視時，你可以故意走到他面前說：「等一下我們要去……」「你要不要……」講到這裡掉頭就走，**讓孩子主動來問你**：「媽媽，到底要去哪裡？幹嘛不說清楚？」「媽媽，你是說要什麼？」

秘訣154

故意說反話

例如，當孩子喜歡看《海綿寶寶》時，你故意說成：「媽媽知道你最討厭看《海綿寶寶》了，所以我們轉台看別的頻道吧！」

此時，**試著讓孩子主動糾正你**：「誰說的？我喜歡看《海綿寶寶》，你不要轉台。」

你可以進一步回應：「喔？原來你的耳朵今天有開放，聽得見媽媽說的話。」

秘訣155

故意說錯話

例如：原先與孩子約定要帶他去麥當勞，這回故意說成要帶他去摩斯或肯德基，讓他主動糾正你的錯誤。**有時你的「故意」，是為了製造讓孩子表達需求的機會。**

問題二十六（父母頭痛傷腦筋）
孩子總是說「我不知道」，怎麼辦？

「你的聯絡簿為什麼沒帶回來？」
「不知道。」
「哪來的不知道？書是你在讀，又不是我在念。說，聯絡簿到底放在哪裡？」
「我不知道。」
「沒帶回來還嘴硬。玩具放哪裡，你就都知道，聯絡簿擺哪裡，你會不知道？你的頭在哪裡，知不知道？」
「我就是不知道嘛！」
「你這孩子怎麼搞的，做錯事還不承認。聯絡簿沒帶回來，作業怎麼寫？等你爸爸回來你就知道後果，還不快點找？」

在你一陣嘮叨、抱怨之後，孩子索性乾脆保持沉默不說了。

動機態度的祕訣指南

祕訣156 開門見山，先將「不知道」抽走
祕訣157 不知道才要問你
祕訣158 不說，反而說更多
祕訣159 你不說，我就亂說
祕訣160 不知道的後果

祕訣156 開門見山，先將「不知道」抽走

例如，告訴孩子：

「聽清楚，除了不知道之外，這玩具是哪裡來的？」

「聽清楚，除了不知道之外，聯絡簿去哪裡了？」

開門見山地，讓孩子瞭解你對他的回應瞭若指掌。

祕訣157

不知道才要問你

有時會遇到當你詢問孩子：「聯絡簿擺到哪裡去了？」孩子卻回你說：「不知道。」這時，建議你立即回應：「所以才要問你。」**別讓孩子常以「不知道」將你一軍。**

祕訣158

不說，反而說更多

對於孩子做錯事情後選擇保持緘默，這時，你先不急著苦惱，試著對孩子說：

「你不說，反而會說更多。」

「因為你的眉毛會說話，你的眼睛會說話，你的表情會說話，你的手指頭會說話。」

請記得，**把你當下所看到的孩子的細微動作全部說出來。讓孩子瞭解，自己的「非語言」反而提供了許多有利的訊息。**

祕訣159

你不說，我就亂說

當ＡＤＨＤ孩子還是選擇不說時，你可試著這麼講：

「你不說，我就亂說；我亂說，就只好亂做決定。不然你說。」

這時，**說話的語氣請維持沉穩、堅定。**

秘訣160

不知道的後果

當孩子仍然說「不知道」時，你可以故意回應：

「我想你電視真的看太多了，看到什麼都不知道。我想，電視不是好東西，還是不要看好了，反正你看了也不知道。」

隨即順勢將電視關掉。試著以行動讓孩子明白，除非他坦誠以告，否則他說「不知道」的行為後果，就是娛樂權利被剝奪。**讓孩子明白「不說」的行為後果與代價。**

問題二十七（父母頭痛傷腦筋）

孩子容易說謊，怎麼辦？

「弟弟的遊戲王卡是不是你拿的？」

「我哪有。」

「沒有？不然，你書包裡的那些遊戲王卡是哪裡來的？」

「這是人家給我的。」

「人家？哪來的人家？人家是誰？」

「就是我同學啊！」

「同學？你那麼多同學，哪一個同學這麼慷慨會送你？」

「常常和我玩的那個同學啊！」

「他幹嘛給你，不給別人？」

「他說他家很多，就拿給我啊！」

「你還沒跟我講哪個同學？」

爸媽的困擾：明明就看到他拿，他竟然不承認，還說了一堆有的沒的。說謊，竟然都不需要打草稿？

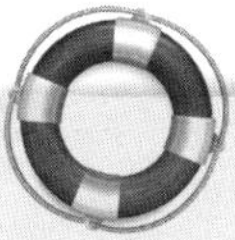

動機態度的祕訣指南

祕訣161 只想聽一種答案
祕訣162 不急著說
祕訣163 刻意再確認
祕訣164 提醒他記住自己所說的話
祕訣165 多角相聲

祕訣161

只想聽一種答案

當你發現孩子一直遲疑不說時，告訴他：「**媽媽只想聽一種答案，你先想清**

楚，要說哪一個答案？」

祕訣 162

不急著說

孩子通常會抓住大人沒耐性、急著想弄清楚問題的這項弱點，而隨便給你一個答案或乾脆不說。這時，建議你試著以平穩的語氣表示：

「你先不急著告訴我答案，十分鐘後，我會再來問你。」

講完，你隨即離開他的視線。

祕訣 163

刻意再確認

當你發現ＡＤＨＤ孩子似乎隨便講講，想要敷衍你，這時請記得補上一句：

「你確定要說這個答案嗎？」

「你的眼睛已經告訴我真正的答案了，你確定要說這個答案嗎？」

讓他有所覺察自己是否真的要如此回應你。

祕訣 164

提醒他記住自己所說的話

為了讓孩子瞭解說謊所要付出的代價，要他明白如果這些話是他編的，那他一定要記住自己所說的話。例如：

「別忘了，記住你待會要說的答案。」

「媽媽可是會隨時問你很多遍的。」

透過這樣的對話，抑制他想隨口說謊的動機。

祕訣165

多角相聲

當你發現孩子可能持續不開口時，試著發揮你「多角相聲」的功力，在孩子面前賣力地演給他看。例如：

「怎麼辦？到底要不要說？」

「噓！隨便說說就好。」

「媽媽可能知道答案，說實話好了。」

「到底要說哪一個？」

試著將他內心的掙扎好好地詮釋出來，當你演得愈生動，孩子想要開口說謊的力量就愈軟弱。

問題二十八（父母頭痛傷腦筋）

如何運用行為改變技術，來提升動機與態度？

「什麼？沒有獎品就不要做？那還得了！」

「原本說好每樣功課有寫就蓋個章，怎麼我說到做到，他竟然給我喊無聊。」

「處罰也沒用啦！到後來還不是一樣，講都講不聽。」

「老師，你這一次又有什麼新花樣？好令人期待。」

「他的胃口真的愈來愈大了，竟然說現在定的獎品他都沒興趣，不想要。」

行為改變技術的理論說來簡單，但在執行時，魔鬼總是躲在細節裡。行為改變技術有沒有效？就看你如何掌握這些細節咯！

動機態度的祕訣指南

祕訣166 行為約定
祕訣167 變形代幣
祕訣168 從失敗中，找出未來的成功種子
祕訣169 扛起責任，承擔後果與代價
祕訣170 福袋：增強物的幸福運用
祕訣171 游泳圈：增強物的進場與退場

祕訣166 行為約定

如果是老師，建議你，將班級經營的規則界定清楚，同時維持應有的設限。與孩子進行行為約定，並確實執行該項行為的後果——請注意，這個後果的設定是孩子真正在意的，而非大人理所當然的認定。

對於你的合理要求，孩子鬧脾氣或刻意對立反抗時，建議你，在行為的因應上，避免與孩子爭辯。**試著以冷靜及鄭重的語氣，讓孩子知道彼此間的互動規則**，在設限的過程中，適時維持你的堅持度。必要時，點出孩子試探行為背後的目的，讓ADHD孩子接受適度的設限，以便在成長中適時學習未來面對現實社會的生存課題。

祕訣
167

變形代幣

將代幣視為一種從外控到內控的階段性策略。為使孩子對獎勵制度能有更多的注意及興趣，建議你**在代幣的給予方式上多一些變化，ADHD孩子將會為了這樣子的變化，加大他參與的動力。**

- 這樣的變化像是丟銅板（數字、人頭二選一）決定是否有代幣。
- 翻書找頁數，或者抽號碼牌或撲克牌都可以（從許多張之中抽取一張，以牌上的點數決定代幣數）。
- 當點數累計到一定數字（如五點、七點）時，可以翻命運牌或機會牌，內容可自行設計（例如：點數乘以一．五倍或加三點），就像玩大富翁一樣。
- 擲骰子、射飛鏢、投籃都可以，只要家裡有道具就行，不同分數可以得到不同的代幣點數。

- 夜市裡許多玩法在此都可派上用場。
- 對ADHD孩子使用代幣制時，盡量在二十四小時內兌換（在睡前換取該有的獎勵或權利）。
- 如果孩子對於獎勵的延宕有充分耐性，當然可以再延長換取的時間。
- 把累積紅利或利息的概念加入，孩子愈能等待以代幣點數換取獎勵或權利的時間（天數），則每天點數會有加乘。
- 未用完的點數，由於是孩子好的行為表現所賺取的，建議你讓他持續儲值累計（像悠遊卡一般）。
- 最後提醒你，代幣使用過度有礙心理健康，請適度使用。

祕訣168

從失敗中，找出未來的成功種子

ADHD兒童可以說每天總是在一般人所謂的「失敗」中度日。這些失敗，有些是來自於無法與大人所認定的標準相契合，有些則是無法依當時情境的期待而做出適當表現。失敗在所難免，但**如何讓ADHD孩子不至於總在同一個點跌倒，卻是我們可以共同努力的**。和孩子一起試著從失敗中去找出未來的成功種子，例如：自己在班上常因急於表現，而打斷老師說話，遭到同學的白眼。對於如此的挫折經驗，或許我們可以從中找出「等待」的元素，同時這也會是孩子未來成功的關鍵。

祕訣169

扛起責任，承擔後果與代價

ADHD兒童老是被抱怨無法從經驗中學到教訓。關於這一點，或許我們可以先思考：當孩子面對自己不適當的行為表現時，能否立即聯想到接下來可能導致的後果。**試著讓他練習承擔自己行為的責任**，例如：當他忘記帶聯絡簿回家，而不知道今晚該寫哪些功課時，別老是急著幫孩子滅火，試著讓他自己去面對明天到校後，老師可能給予的後果或代價。或許在讓孩子付出行為的代價時，可以試著反問他：

「忘了帶聯絡簿回家，你認為老師會怎麼處理？」

祕訣170

福袋：增強物的幸福運用

在日常生活中，許多父母經常會運用到行為改變技術中「增強物」的概念，特別是希望孩子能出現好的行為或維持好的表現時。父母在與孩子訂定行為契約時，往往對於其中的「增強物」傷透腦筋。有時，你所給予的增強物，對於孩子的行為改變或維持無法發揮效果；有時，孩子所列出的需求讓你無法點頭。

建議你可以嘗試發揮創意，選擇幾個布袋或紙袋來做成福袋（增強物），讓孩子在選擇福袋的過程中，多一些期待幸福的趣味。為什麼要使用福袋呢？福袋究竟有什麼吸引力？這當中或許來自於孩子對袋中物品充滿了想像與期待（當然有時也有失落感）。

那麼，**福袋裡究竟要裝些什麼東西呢？你可以視孩子的年齡與興趣，自行發揮想像力。**對於年幼的孩子，福袋裡也許有他喜歡的貼紙、迴力車、哆啦A夢造型鉛筆盒或彩色筆等。對於上小學的孩子，福袋裡也許有他喜歡的遊戲王卡、戰鬥陀螺、新款造型自動鉛筆、漫畫書等。

特別提醒你，福袋裡的東西不一定都是要新買的玩具、文具或物品，你也可以將家中現有的東西自行排列組合。同時，也可以在福袋裡加入一些小卡片，上頭寫上一些日常生活的權利，例如：星期日兩小時電腦券、星期六晚睡一小時券；或親子互動，例如：幫爸爸搥背、陪媽媽散步等。

福袋、福袋，祝福你與孩子幸福滿載。

祕訣 171 游泳圈：增強物的進場與退場

增強物有時就像游泳圈，讓不敢游泳的孩子，有了願意嘗試下水的動機；同理，增強物的出現，也讓孩子有了動機願意嘗試較難的挑戰，特別是在ADHD兒童面對一些認知學習活動時。問題是，增強物僅能「有時」扮演游泳圈，卻不能一直把它當成游泳圈。

我所要說的是，當父母或老師一直使用增強物，特別是物質性的增強物時，孩子雖然願意游泳，卻是一直套著游泳圈在游，無法真正學會游泳。

引喻這些例子，希望反應的是在運用增強物的同時，**也必須考慮何時讓這些增強物逐漸退場，比如從物質性逐漸轉移至社會性，再逐漸內化成孩子自己的動機。**

在選擇增強物的進場時間點上，建議該項活動對孩子而言最好是有些困難性。例如：當拼圖遊戲對孩子來說具有挑戰性時，可選擇事先告知該增強物。比如告訴孩子：「媽媽知道四十片拼圖對你有些困難，但我們試試看，如果你完成了，我們就去吃冰淇淋。」請記得，冰淇淋對孩子而言是要具有影響力的。

只是慢慢地，若孩子同樣要獲得冰淇淋，則其拼圖的難度也得隨之增加，例如六十片、八十片、一百片；當然在這過程中，你也逐漸加入社會性增強，像是你的微笑、你的讚美、你的擁抱、你的肯定。

當然，冰淇淋吃多了終究不是好事，物質性增強給多了，也容易反過來妨礙孩子的學習態度，例如沒有增強物（餅乾、糖果、打電動等），他就不願意做。所以有進場，就需要有退場。當孩子在該項活動及能力逐漸穩定時，增強物便該逐漸消退，讓孩子有機會內化成自己的學習動機。

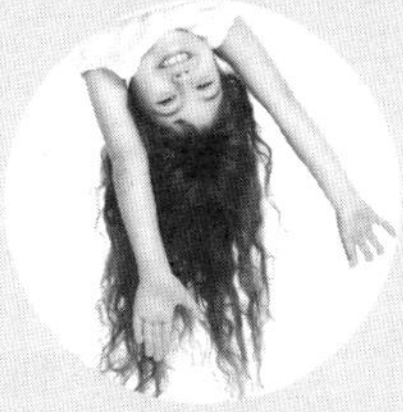

第九章

生活管理

現在對ＡＤＨＤ孩子搖搖頭的大人們，
有一天，你會對這些孩子點點頭。

ＡＤＨＤ兒童並非注定生活管理就是一團亂，雖然這樣的機率很高，但無需一廂情願地自怨自艾，因為這種消極態度對於孩子的成長並沒有多大幫助。常說帶ＡＤＨＤ孩子就像在部隊帶兵一樣，一個口令、一個動作，乾淨俐落，沒有「等一下」這回事。或許，缺乏計畫與組織性會是這些孩子的弱點，但只要你願意行動，這些能力仍然是可以訓練並養成的。

問題二十九（父母頭痛傷腦筋）
孩子總是睡過頭遲到，怎麼辦？

「天啊！現在幾點鐘了，你還在睡？上課遲到你就完蛋了。」

「叫你晚上早點睡，就是不聽話。你看，今天上學又遲到，這已經是這禮拜的第三次了。」

孩子睡眼惺忪地揉著眼睛。

「還想睡覺？你今天回來就早一點睡，每天晚上回來以後都在玩電腦，當然沒睡飽。」

「你氣什麼氣？睡過頭遲到了還怪我，被老師處罰是你自己活該。講都講不聽。」

每天上學時，ＡＤＨＤ孩子的遲到習慣總是讓你看不下去，百般無奈，卻又莫可奈何。

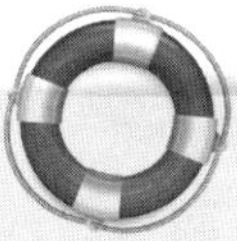

生活管理的祕訣指南

祕訣172

瞭解孩子的睡眠循環

從「淺眠」到「深睡」，每個人都有屬於自己的睡眠循環，ADHD孩子當然也不例外。你知道自己孩子的睡眠循環是多久嗎？關於這一點，需要你平時仔細地觀察與估算。有些人每次是一．五小時一週期，有些人則是每次兩小時一週期，這部分因人而異。**你的孩子也有屬於他自己的睡眠循環。**

祕訣173

計算所需的睡眠時間

當你約略抓出屬於你孩子的睡眠循環後（比如一．五小時或兩小時一週期），便可以試著計算他所需要的睡眠時間。方法是將睡眠循環乘以倍數（例如：×4、×5或×6）。如果是每次一．五小時一週期，則1.5×5=7.5小時，1.5×6=9小時。如果是每次兩小時一週期，則2×4=8小時。

祕訣174

推算開始睡覺的時間

算出以上的時間後，接著**請試著倒算回去孩子應該睡覺的時間**。例如：若他要早上七點鐘起床，那麼往前估算，前一晚需要在幾點鐘睡覺？如果睡眠循環乘以倍數後等於八小時，則建議在前一晚的晚上十一點上床。

祕訣175

製造睡意的氣氛

當該睡覺時，若發現孩子還是沒有睡意，不妨試著營造臥室的睡覺氣氛，像是柔和的光線或音樂，或者洗完澡讓全身舒適放鬆。**請記得，不要在床上玩遊戲，如此將更難入睡。**如果孩子仍然興奮地沒有任何睡意，或許就乾脆先讓他離開床鋪，去做點別的事，想睡時再回床上，但請記得不要讓他愈來愈興奮（特別是請遠離電腦或電視）。讓他真的想睡時，就能夠倒頭呼呼大睡。

秘訣 176 起床的時間

試著讓起床時間剛好等於一個完整睡眠循環的結束。請記得避免叫醒孩子時，還在他的熟睡階段（循環進行中），以降低他起床氣的頻率。

秘訣 177 起床的方式

你一定有成功叫醒孩子的方式。回想一下，可能是讓他睡到自然醒，或是透過視覺，開窗讓陽光透進來，或讓房間充滿光源。你也可能傾向以聽覺為媒介，比如打開音響，讓美妙的音樂旋律流瀉出來，可以選擇各式各樣的樂聲，無論是蟲鳴鳥叫的自然情境聲，或是貝多芬交響樂都行。你也可能習慣採用機械式的鬧鐘聲，或將電視打開讓聲音充斥耳邊，當然也可能是你自己的叫聲。或者，你是運用觸覺的方式來喚醒他，像是輕輕搖晃、擁抱、扶坐起來、用毛巾觸臉擦拭等，任何你想像得到的方式都可以。

祕訣 178

遲到的代價

必要時，應該讓孩子體會一下上學遲到的代價。也許你為了避免孩子上學遲到，總是想盡辦法讓他準時到校，就像聯邦快遞一般，使命必達。如果常常都是如此，對於ADHD孩子來說，他自然可以不去在意賴床這件事，因為你一定有辦法讓他準時上學不遲到。建議你，**事先與班級導師溝通，在不傷害孩子自尊心的情況下，讓他體會遲到的代價，試著剝奪他應有的權利或增強物，當然，別忘了這些必須是他在意的。**

祕訣 179

不能沒有你

責任，有時是孩子促使自己早起的動力之一，像是「非你不可」、「不能沒有你」的活動。例如：給予ADHD孩子任務，安排他擔任早上站校門口的糾察隊或朝會的司儀，**讓責任感來充當生理上的鬧鐘。**

祕訣 180

早晨的魅力

為了讓ADHD孩子準時起床上學，可以和老師討論讓他參與感興趣的社團活動，像是一大早足球隊的晨間練跑，或籃球社的投籃練習，**讓自發性的動機喚醒他的睡蟲「打卡下班」**，使他能準時上學去。

問題三十（父母頭痛傷腦筋）

孩子的東西總是亂成一團，怎麼辦？

「你看你，整個房間就像垃圾堆，像什麼話！」

「玩具不玩了也不收，我看下次你不要再玩了，每次都是我在收拾。」

媽媽蹲著幫孩子綁上鞋帶，順勢又整理了他的衣服，並抱怨：

「都已經讀到三年級了，連鞋子、衣服都不會穿，真不像話，要我幫你幫到幾歲？」

「每次都說等一下，我都等了幾百下了，最後髒襪子還不都是我在收、我在丟？」

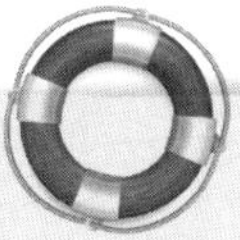

生活管理的祕訣指南

祕訣181　學前版玩具收拾力

祕訣182　學齡版玩具收拾力

祕訣181

學前版玩具收拾力

玩具散亂四處，沒有物歸原位，我想這是令許多父母頭痛的事。**許多自我責任的建立，最好趁孩子年紀還小時，比較容易訓練與養成。**對於收拾這件事，建議你來個想像遊戲，讓自己化身成一輛專門收拾玩具的資源回收車，來和你的孩子對招吧！

1.適用對象：學齡前ADHD幼兒。

2.發展目的：讓家中幼兒對自己的行為負責，學習做該做的事，將玩具收拾整齊，各就各位。當違反規定時，孩子必須嘗試感受所有物消失的經驗。

3.與孩子說明遊戲規則：所有的玩具都必須就定位，比如收拾整齊擺在玩具間裡或玩具箱中。當玩具在屋內迷路四處亂跑時，爸爸媽媽將扮演資源回收車，不定時將玩具回收（放至大袋子或收納箱中）。

4.回收車（大袋子或收納箱）由父母暫為保管，小朋友不能自行前往拿取。

5.回收車（大袋子或收納箱）內的玩具，必須消失一段時間，比如一星期或兩星期，才能由孩子主動提出領回需求。

6.領回時，孩子必須能夠說出回收車內的玩具名稱，如果忘記回收車中的玩具，將延長保留時間。

7.當回收車中持續保留孩子的玩具時，日後則適度限制孩子購買新玩具或相同玩具。當然，你也可以將回收車中的玩具以福袋的方式處理，做為日後增強物的內容。

8.試辦期間，當你在家裡發現孩子的玩具散落在地板上、沙發上、角落邊亂成一團時，你可以先走至玩具前，對著孩子大聲放送：「資源回收車來咯！資源回收車來咯！」以觀察孩子是否立即出現收拾的反應，及自我覺察玩具有沒有就定位。

9.當回收車正式啟動時，建議你必須堅持所約定的遊戲規則，說到做到。當孩子已學會並內化對自己的行為負責時（將玩具就定位），資源回收車就可以逐漸功成身退。

秘訣182

學齡版玩具收拾力

●適用對象：遊戲時，地板上常一團亂，玩具四散。原先答應大人在預定時間內應該將玩具收拾好、歸定位，卻常常賴皮、裝作沒聽到，不遵守約定的ＡＤＨＤ學齡兒童。

祕訣183 放手，讓孩子變聰明

●遊戲規則：

1.遊戲前，先具體告訴孩子收拾玩具的時間（例如：幾點幾分，或長針指到哪、短針指到哪）。

2.在時間結束前十分鐘，走至孩子的面前，堅持要求他只留兩項以內的玩具，將不再玩的玩具先歸定位（例如：放回玩具箱、組合櫃，各就各位）。

3.倒數五分鐘時，再次出現在孩子面前，態度持續堅持地要求他二選一，只留其中一項想玩的玩具，另一項玩具則收拾好、歸定位。

4.最後三分鐘時，待在孩子身旁看著他，口頭說明並同時指向時鐘，告訴他只剩最後三分鐘了，無論他是否看得懂時間。

5.倒數計時，告訴孩子最後二分鐘、最後一分鐘，準備收拾玩具。最後倒數：十、九、八、七、六、五、四、三、二、一，時間到。

6.立即要求孩子馬上將唯一的玩具收拾好、歸定位。

7.當孩子無動於衷或裝作沒聽到時，大人先直接將玩具收拾好、歸定位。

8.隨後再將玩具拿出來，請他自己再收拾一次，**此時請維持堅定的態度。**

當你幫孩子做得愈多，你會發現自己愈來愈聰明、愈來愈熟練，然而無形中，孩子可能愈來愈笨，這一點請你一定要記得。想想看，你會不會幫孩子做了太多？想想看，今天你讓孩子自己動手做了什麼？想想看，當你把孩子動手的機會用完了，長大後他會變成怎樣？有時你覺得自己來比較快，問題是，什麼時候才輪到孩子自己開始動手做？

收拾起你的急性子，提醒自己避免迫不及待地想插手幫孩子做。很多經驗需要累積，諸如孩子自己倒開水喝、自己整理書包、自己穿脫衣服或襪子、自己拿鑰匙開門等。一小步、一小步讓孩子自己動手做，讓他有完成的機會。**當ＡＤＨＤ孩子自己動手做時，別忘了多給他回饋，強化孩子日後想要自己做的動機。**放手，或許需要一些勇氣，也需要對孩子有所信任。

若想讓ＡＤＨＤ孩子學會獨立，享受嘗試及學習的樂趣，降低對你的過度依賴，建議在安全範圍內多多放手，讓他自己動手做。列出孩子所能做的事，放手讓他做。

秘訣184

沒有「等一下」

「媽媽，衣服等一下再丟洗衣籃啦！」「哎呀！煩死了，書包等一下再收嘛，先讓我休息一下啦！」「好啦！不要一直叫一直叫，很囉唆耶，等一下就會收了嘛！急什麼急？」

ＡＤＨＤ孩子總是喜歡脫口說「等一下」，而這句話往往就是他拖拖拉拉的起點，如果你沒有特別去注意，時間一久，這句「等一下」就成了拖延的代名詞。

如同垃圾不落地，**若你的孩子在當下有他一定要做的事，就得要求他馬上動手做**。例如：放學回家後，脫下襪子，就必須要求他立即將襪子丟入洗衣籃；該整理書包時，要求他馬上整理。有些事情放著放著，就會永遠放著了。

祕訣 185

書包的「自動化整理術」

千萬別讓書包變成雜物箱，什麼東西都裝進去。讓孩子閉上眼睛，想像自己上學時，書包裡面需要裝什麼。記得讓孩子說出書包裡的東西，以確實掌握他真的知道該帶什麼上學。定時盤點書包裡的物品，例如：睡前、出門前、放學後。

提醒你，若孩子在睡前已盤點正確，建議隔天早上出門前不要再動書包，直接背了就上學，避免書包裡的東西拿出來檢查後，忘了放回去。

定期盤點書包裡的物品，讓孩子在限定範圍內整理書包。千萬別讓孩子在家裡隨處進行整理書包這件事，以免隨處做，隨處丟。從書包裡拿出來，判斷不需要帶去學校的東西，直接統一放在固定的置物箱或置物櫃中。

固定時間，固定地點，做固定的事。讓整理書包變成一種自動化行為，一種充分發揮效率的習慣。

祕訣186

書桌的「元氣鐵板燒整理術」

料理台對於鐵板燒師傅來說，是大展廚藝的舞台。無論你點的是鱈魚明蝦、松阪牛肉、雪花豬肉片或香嫩雞排，在兩支扁平煎鏟鏗鏘鏗鏘幾聲，一道一道佳餚完成上桌後，你一定會發現鐵板燒師傅的料理台總是回復到最原始的純淨，以維持下一道菜能夠忠實呈現專屬於它的美味。

生活中處處是學習及激盪靈感的好所在，轉個彎，回到ADHD孩子的書桌上。如同廚師與料理台的關係，書桌應該是讓孩子展現書寫及閱讀功力的舞台。但事與願違，對於ADHD孩子來說，桌面常常只能用一個「亂」字來形容。你會看見他文具、物品用完不收拾，或者總將不該擺在桌上的東西堆滿桌，這些四散在桌面上的刺激物，足以吸引走孩子的目光，分散他的注意力。

在此，我們要向鐵板燒師傅學習，讓ADHD兒童每次用完文具、物品後就收拾好，各就各位。每次在桌面上僅專注於一件事並完成它。**每一次寫作業或閱讀時，桌上僅放著該有的文具、作業、評量或書籍。除了正在使用的時候外，讓桌面總是維持淨空。**

單純，讓ADHD兒童的專注能夠更聚焦。單純，讓ADHD兒童能夠更快速掌握住關鍵。

問題三十一（父母頭痛傷腦筋）

孩子愛亂花錢，怎麼辦？

許多家有ADHD兒童的父母（當然一般兒童也有類似問題），常會面臨一項困擾：孩子口袋裡有多少就花多少，且每次都花得臉不紅、氣不喘。在沒有妥善理財規劃的情況下，常常買了許多用不到、重複，或用一次就不碰的物品，使得家中玩具囤積如山，零用錢則完完全全繳庫給賣家。

你可能會感到困擾，孩子在逛街、逛百貨公司、逛大賣場、逛玩具區的當下，常常看到想要的（但不一定是需要的），就想見一個、買一個，年齡小的孩子甚至於在被你拒絕時，當場上演一場哭鬧大戲，讓你買也不是，不買也不是。

生活管理的祕訣指南

祕訣１８７　當零用錢在身邊轉圈圈
祕訣１８８　日常生活購物控制訓練

祕訣187

當零用錢在身邊轉圈圈

為使ＡＤＨＤ孩子能妥善處理及使用零用錢，**優先建議在他身上最好不要有太多現金流動（無論鈔票或銅板皆是）**。至於如何界定「太多」？可視各自的家庭狀況來決定。

讓他身上保留一定金額的現金流，比如放五十元或一百元現金在身上（金額因人而異），做為日常生活支出及開銷。幫孩子準備一本屬於「父母銀行」的存摺，讓ＡＤＨＤ孩子學習記帳，在本子裡分別記下自己的零用錢收入、開銷支出明細及當日剩餘款項。

當孩子自認需要使用超過一定金額的零用錢時（例如超出五百元），可向存款銀行（父母）提出申請，同時須明確交代所需支用的項目及花費。購買玩具前，先與孩子討論家中是否有類似玩具，如果有的話，該如何處理先前的玩具？在還沒有適當的處理及做法前（比如考慮是否送人或與同儕交換），暫時先不同意該項支出。

你可以將ＡＤＨＤ孩子的需求延宕訓練考量進來，與他溝通利息概念，如果自己持續未動用存摺中的零用錢，父母銀行將視他的存款天數及存款金額，給予一定比率的利息（這部分建議在孩子的自家銀行存摺中註明清楚）。

讓ＡＤＨＤ孩子學習謹慎理財，將每筆零用錢花費在未來實際所需的刀口上，以提升他在日常生活中運用零用錢及消費上的自我控制能力，減少不必要的支出及家中玩具囤積的夢魘。

祕訣188　日常生活購物控制訓練

為克服這種購物衝動，當然，最直接的方式就是哪兒都不逛，遠離物質、玩具需求的誘惑或視覺刺激，讓蠢蠢欲動的購物欲望沒有機會被喚起。這可能是最好的方式，也可能是讓你最受不了的方式。如果大人本身就想逛，或生活中不可避免地還是需要逛的話，那該怎麼辦？以下建議提供給你參考。

1. **出門前與ＡＤＨＤ孩子做好約定，建議你最好白紙黑字交代清楚，以減少不必要的爭辯。**約定內容可以是限定購物金額上限（例如僅允許二百元以內），或出門前，與孩子討論好這回要買的物品。

2. 當孩子在逛的當下（以大賣場或玩具反斗城為例），看見一個就衝動地想買一個時，你可以先允許他將玩具Ａ放進購物車裡，接著繼續逛。

3. 當孩子看見玩具Ｂ，購物的欲望又被喚起，此刻，建議你讓孩子在當下嘗試做出二選一的決定（買玩具Ａ還是買玩具Ｂ？）；做好決定後（此時尚未結帳），將放棄的玩具（例如Ａ）放回原來的架子上，同時將玩具Ｂ放進購物車中。

4. 當孩子在逛的當下，又分別對玩具Ｃ、玩具Ｄ、玩具Ｅ出現購買衝動及欲望時，建議你**依上述兩兩比較的方式類推，過程中僅允許購物車內有一樣玩具。**

5. 結帳前，與孩子確認購物車內的玩具是否與先前的約定相吻合，例如：金額在二百元以內，如果確認則可進行結帳；反之則放棄，留待下一次的購物時間再採買。

6. 為幫助ＡＤＨＤ孩子進行訓練需求延宕的控制，建議嘗試與他在結帳前溝通，如果這次他可以選擇放棄，而延至下一次逛街時（例如兩週後）再買玩具，那麼他將可以獲得紅利累積點數（比如多五十元的購物金），以提升ＡＤＨＤ孩子在日常生活中，對於花錢購物衝動的控制能力，減少不必要的支出及家中物品囤積的夢魘。

問題三十二（父母頭痛傷腦筋）
孩子做事總是沒計畫，怎麼辦？

你有多困擾家中正值小學高年級或國中的ＡＤＨＤ孩子，常無法有效規劃及安排生活中的行程？

或許你會發現，當要求孩子以書寫的方式做計畫時，往往使他感到頭痛、不耐煩，進而想要逃避、拖延或拒絕去做。

有時你也容易覺得讓ＡＤＨＤ孩子做計畫太麻煩，乾脆由大人自行決定比較快，孩子只要跟著玩就好。

對於這群不喜歡動腦筋思考的孩子，為提升他們的計畫及組織能力，你可以試著從家庭旅遊計畫開始讓孩子練習。

生活管理的祕訣指南

祕訣189 旅遊小領隊計畫行程
祕訣190 召開小型會議

祕訣189

旅遊小領隊計畫行程

首先，建議你選擇週休二日或連續假期的部分時段，這個時段的設定必須具體、明確，例如：星期六下午一點至五點，或星期日早上九點至十二點。如果你對於孩子的計畫及組織能力沒把握、不放心，建議你，初期可以先縮短時段，比如先讓他規劃早上九點至十點的活動內容。

放手，信任他。**嘗試讓ADHD孩子擔任該旅遊時段的領隊，時段行程完全交付給他做規劃及決定。但是，孩子必須先將該時段的計畫表，以書面方式在出遊前完成。**建議你，提前約一至二週讓孩子開始練習做規劃。這部分的書寫計畫，孩子如果拖延、拒絕或無法順利完成，則該時段的活動內容完全改由父母決定，孩子不能有異議。

旅遊計畫內容的設計，須包括具體的時間（如早上八點至八點半或早上九點至十點半）、地點（如大安森林公園或頭城外澳海邊）、活動內容（如騎單車樂活或沙灘踏浪）、所須攜帶物品（如礦泉水、防曬油或換洗衣物）、預估費用（請他先詳列內容明細及金額）及注意事項（請他條列三至五項）等。

祕訣190

召開小型會議

當孩子完成計畫表後，建議事先在家中進行小型的行前會議，父母可請他向你或兄弟姊妹說明自己的規劃內容，同時討論當中的可行性，例如：從地點A至地點B預估的時間是否合理，或要去的方向是否完全相反。

過程中，盡可能尊重孩子的想法及計畫內容，**特別是不要任意否決他所決定的地點或活動內容，除非你發現不適當或不可行。**

當父母與孩子討論及決定好旅遊計畫後，週休二日該時段的旅遊活動全依孩子的計畫內容進行，由ADHD孩子當領隊，負責該時段的相關事項。

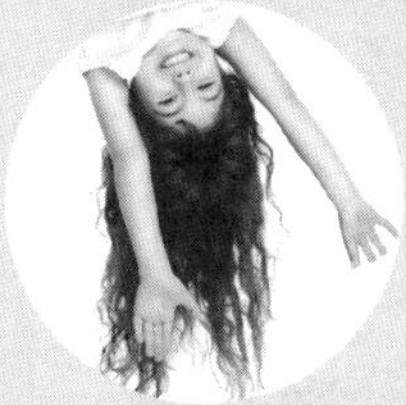

第十章

休閒娛樂

哪些活動或嗜好對ADHD孩子最具有「利他能」效果？

ADHD兒童對於生活周遭事物的注意力，總是沒那麼細膩或投入，常發現這群孩子花了好多心思在網路與線上遊戲，雖然這也是現代普遍存在於一般孩子的現象，但ADHD孩子總是趨之若鶩，常常為此著迷，甚至日夜顛倒，對於其他休閒娛樂則很容易顯得索然無味。為孩子開個窗吧！讓ADHD兒童除了網路之外，還能夠看見這世界的其他美好。

問題三十三（父母頭痛傷腦筋）

孩子為什麼沉迷於網路？

「我不是掛在線上，就是走在往網咖的路上。」

你或許感到懷疑，為什麼我的孩子對於網路如此沉迷？迷到對其他休閒娛樂逐漸不感興趣，終日與電腦螢幕為伍。網路線，就如同孩子的生命線。網路在，心跳在；網路離線，其他樂趣統統不見。

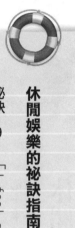

休閒娛樂的祕訣指南

祕訣191　「I feel good」

祕訣192　網路的吸睛魔力

祕訣193　沉迷總是一點一滴地逐漸累積

祕訣191

「I feel good」

如果有件事可以讓孩子投注、陶醉或沉迷其中，多少告訴了我們一點：在參與的過程中，一定帶給他好的感覺，而這種舒服的好感覺也進而讓他逐漸樂在其中，甚至到最後無法自拔。看待孩子對網路的沉迷現象，也是如此。

「I feel good」的感覺，是我們面對ＡＤＨＤ孩子在接觸網路或線上遊戲時，必須先有的概念與想法。

祕訣 192

網路的吸睛魔力

當你開始疑惑為何孩子如此沉迷網路，或許可以思考：透過電腦螢幕，孩子到底看見了什麼？遇見了什麼？又是什麼讓他廢寢忘食地在螢幕前流連忘返，久久不能自已？

這些吸睛的魔力，也許是平時孩子不被允許接觸的色情或暴力，或許是追求高感官的視聽刺激，或能夠讓他捧腹大笑的短片，當然，也可能意味著孩子的人際或情感關係在其中。在這裡要強調的是，**你一定要想辦法知道這「吸睛的魔力」到底是什麼，才有機會繼續去瞭解自己眼前的這個孩子，到底在做什麼。**

祕訣 193

沉迷總是一點一滴地逐漸累積

你要知道一件事，ＡＤＨＤ孩子陷入網路世界並非一朝一夕突然發生的，而是一天又一天逐漸形成他目前的行為模式。**這也提醒著我們，過去我們是不是疏忽了一些事，包括當時的妥協、無所謂、消極面對等等。**例如：「反正孩子小沒關係，等長大後不要讓他玩這麼久，不就行了？」「哎呀！孩子愛玩電腦、線上遊戲是天性啦！你沒看到現在很多大學生不都是這樣，長大懂事了，就會自制了啦！」

當孩子在網路世界一點一滴下沉時，若我們未能在第一時間協助與介入，等最後周遭所有與他接觸的人都發現事態嚴重時，再要處理這個沉迷的問題，難度將直接拉高。

祕訣194

愛與沉迷，在一線之間

當正值青春期的ＡＤＨＤ孩子情竇初開，並在虛擬的網路世界催化出情愛關係時，往往也容易讓他在這條網路上流連不去。不難想像，孩子的情愫逐漸在網路世界萌芽時，他也將投注許多的時間在其中。因此，如何逐漸**釐清他在網路上的「愛」與「沉迷」**，這條線是我們必須界定清楚的。

祕訣195

當網路遇見性

如同在前面「網路的吸睛魔力」中所提到的，**平時不允許接觸的性與色情或情色，通常也是讓孩子流連忘返的刺激**。對一般孩子是如此，對於自我控制能力相對薄弱的ＡＤＨＤ兒童更是如此。

在網路上，如同在現實環境中，孩子要接觸到超出年齡而不適合他看的情色刺激其實相當容易，諸如在瀏覽網頁時，突然彈跳出來的養眼廣告視窗，或是三不五時接收到的色情垃圾郵件等。

同時，不要忘了一件事，有時孩子很容易舉一反三。當你教導他如何透過Google、Yahoo或YouTube，輸入關鍵字來搜尋所需要的資料時，在經驗值的累積下，孩子同樣可以輸入他所聽聞的關鍵字，而順利找出讓自己臉紅心跳、敏感、興奮與害臊的色情圖片或影片。

祕訣196 我的關係都在網路上發生

對於在現實環境的人際關係中容易被排擠的ADHD兒童來說，**虛擬的網路世界，往往是他重新建構人際關係的一個新天地。**在網路世界裡，真真假假、虛虛實實，無論現實生活多麼讓人孤單、疏離，透過電腦螢幕，卻往往呈現出自己與他人的密切交織，及某種莫名的歸屬感。

祕訣197 沉迷、衝動或強迫？

你可能常聽孩子向你反應：「媽媽，我也想克制自己不要上網啊，但我就是控制不了！」「我很痛苦，當我一下線，滿腦子都是線上遊戲的內容，打怪補血。」

眼見孩子總是沉迷於網路世界，你禁不住會懷疑：到底是ADHD兒童的「衝動」作怪，讓他面對網路世界時（特別是線上打鬥遊戲），在控制與自我約束上失去了準頭？還是孩子有強迫症？當然，你也可能會想：「這些都是他的藉口，總歸一句話，就是愛玩嘛！」**當你懷疑孩子沉迷網路有強迫症或其他衝動的傾向在其中時，建**

議你回歸至原就診醫師，並與他溝通討論，以做釐清。

祕訣198

資訊超載，很抱歉，前方入口壅塞

有時孩子對於資訊的獲得會感到焦慮，這些焦慮往往來自於他總是想要最完整的資訊，不允許有任何遺漏。如此不合理的要求，使得孩子在面對浩瀚的網路世界時，容易迷失方向，不斷地瀏覽、不斷地下載，這些網頁、那些音樂……把自己的電腦硬碟塞得滿坑滿谷。**當對於資訊超載有所渴望，實際需求卻非如此迫切時，往往也容易讓孩子一頭熱地栽進網路世界。**

祕訣199

都是無聊惹的禍？

「我就是無聊，沒事做啊！你以為我那麼喜歡掛在網上？」「上網打發時間啊，不然要幹嘛？」你可能發現孩子總是以「無聊」一詞，來合理化或強調自己長時間待在電腦前的理由。然而，他真的是因為無聊嗎？若孩子那麼容易感到無聊，或許你可以試著安排一些活動或事情給他做。最怕的是你給了，ADHD孩子卻向你抱怨：「更無聊，煩死了！」

因此，沉迷是否等同於「因為無聊」，還是孩子對於網路之外的刺激，總是缺乏經驗或不願面對與投入，孰因孰果是有待釐清的。但可以確定的是，**如果孩子從小**

就有許多的事情、活動或興趣可以進行，他沉迷網路的機率也會減少許多。

祕訣 200

我的成就感，就在這條網路上

在學習上常常缺乏成就感的ADHD孩子，透過網路遊戲，往往能看見並感受到自己升等、過關的成就。像是在線上遊戲「楓之谷」中，ADHD兒童將等級拉高到了最高，而且是自己練功得來，不是靠外掛程式的加持。這樣的線上成功經驗值及成就感，足以讓他們對於網路世界樂此不疲。

祕訣 201

沉迷，誰說了算？

當你義正詞嚴地對孩子說：「你不要再沉迷網路了！」這時你要有心理準備，孩子通常會極力反駁你。沉迷，到底誰說了算？這可不是光憑我們以大人之尊就能說服孩子的。

與其和ADHD孩子為了沉迷、未沉迷而僵持不下，倒不如將焦點轉移至他當下應該做的事。例如：當你發現孩子應該晚上十點就寢，但眼前他仍然精力充沛地坐在電腦螢幕前，此時，你不需要將焦點放在上網這件事，而是回到孩子「現在有沒有在做他該做的事」，比如上床睡覺。因此，請試著聚焦在「十點上床睡覺」這件事。當孩子做他此刻該做的事，他花在線上遊戲的時間也會相對減少。

問題三十四（父母頭痛傷腦筋）
我該讓孩子接觸什麼活動？

「他老是跟我抱怨很無聊，常說『要去你們自己去，我自己看家』。」媽媽無奈地抱怨著，每當全家想在假日一起出去旅遊時，讀國一的孩子就一副沒興趣的樣子。

ADHD的生活重心，不該只有網路或線上遊戲。

就像一般的兒童與青少年，ADHD孩子當然也可以接觸或者參與任何他感興趣的事物，只要是在安全範圍之內，不影響或干擾到別人，還有，就是不至於沉迷其中。

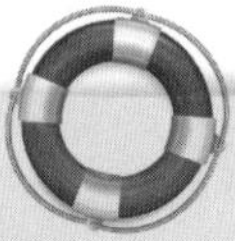

休閒娛樂的祕訣指南

祕訣202

除了網路，我還可以去哪裡？

你可能常這麼念孩子：「你能不能少上網，多花一點時間看書？」不難想見這樣的叮嚀會有什麼樣的效果——孩子當然還是不為所動。當孩子花費大把的時間與精力專注於網路遊戲時，或許也在提醒著我們，該要讓他有別的地方可以去，有別的事可以做。

除了網路，孩子還可以去哪裡？或許我們可以重新加以思考：**過去，除了要求孩子看書、寫功課與做評量之外，我們還曾經與他一起經驗過什麼休閒或娛樂？**如果答案是否定的，或者你要想很久，那麼你多少可以理解孩子為何如此鍾愛網路遊戲了。

祕訣203 自然體驗

ADHD孩子適合參與什麼活動？雖然因每個人的興趣和能力而有所差異，不過，若能**讓ADHD孩子多多體驗大自然會是很棒的一件事。**順其自然，試著與孩子一起「出走」，無論是登山、郊遊、健行、溯溪、釣魚還是踏青，只要在安全的前提下，任何自然的嘗試都可以。

讓孩子去感受自然的洗禮。願意走向自然的孩子，終究能夠對電腦、電視螢幕有所克制與抗拒。試著帶孩子往山邊、往海邊、往田邊、往溪邊去，享受藍天綠地、潺潺流水和輕風吹拂的五感體驗。追日出，觀日落，賞明月，看雲朵在天際揮灑，瞬時變幻。

祕訣204 動手做實驗

或許你不放心，但建議你，在安全的前提下、做好事先的預防，試著讓ADHD孩子動手做實驗，無論是物理、化學或自然都可以。只要孩子願意主動操作，這些嘗試都會是美好的經驗。**讓孩子透過不斷地嘗試、檢驗與重複，從這些過程中獲得實際的體會，如此一來，將讓他獲得正向能量，來提升對於自我「有能力」的感覺。**

祕訣 205

照相與聚焦

當孩子多大時，你會放手讓他接觸照相機？試著讓ADHD孩子透過鏡頭看世界，有時三歲多的幼兒即可開始嘗試。當然，你必須要有心理準備，孩子可能玩壞你那支有照相功能的手機或數位相機。但是，你也必須試著放手信任孩子，他可以愛護手機與數位相機，並樂於從鏡頭看世界。

一開始，建議先由你拿著手機或數位相機，讓孩子練習透過鏡頭看世界。「這個世界」包括了眼前的任何事物：天空中的白雲、樹上的綠葉、池塘裡的小魚、路上行進的汽車、一〇一大樓、摩天輪、鍋碗瓢盆等物品、玩具或家人的表情等。

接著，鼓起你的勇氣，將手機或數位相機交到孩子手上吧！讓他自己練習從鏡頭看事物，此時先不用按下快門。當孩子已經能熟練地拿著手機或相機看世界時，便可以開始教他如何按下快門。

你可以與孩子一起自由地拍，讓他隨意拍下自己感興趣的事物。也可以來個主題拍，與孩子一起討論拍照的主題，比如拍天空、拍白雲、拍汽車、拍樹葉、拍山、拍大海、拍水果、拍人、拍房子、拍所有白色的物品、拍所有圓形的東西等，無所不拍。

將所拍出的照片從手機或數位相機傳輸到你的電腦中，運用秀圖或照片播放軟體，與孩子一起欣賞所拍下的照片。讓孩子練習表達所拍下的事物，同時與孩子一起討論照片中的各種角度、遠近距離，以及所看到的畫面。**從照片中，瞭解孩子觀看世界的角度。而透過照相，也能提升孩子對事物的興趣與專注力。**

祕訣 206

啟動閱讀力

試著從你的主動分享開始，與孩子共同建立繪本的閱讀經驗，例如：「媽媽發現一本很可愛的書喔！」「這本書很好玩耶！」「這本書很有意思喲，和你分享分享。」

與孩子共讀繪本時，你不需要每次都要求孩子從第一頁讀起。或許你可以試著從繪本中跳著選讀，或僅停留在當中一頁閱讀。不一定每次都選在特定時間閱讀，或一定要正襟危坐地閱讀。不一定要在特定地方閱讀，家中各角落、戶外處處都可閱讀。把繪本散置在家裡的每個角落，讓孩子隨時隨地都可接觸，無論是書房、客廳、遊戲間、廁所、房間、陽台等都好，前提是不會把你與孩子絆倒，或找不到，或讓你覺得家中凌亂不堪、心裡不舒服。

祕訣207

繪本閱讀

ADHD孩子常被形容為不喜歡動腦筋，特別是面對需要思考的抽象文字時。**當以圖為主的繪本出現後，或許能幫他們開啟一扇閱讀的知識之窗，刺激閱讀的味蕾與食欲。**

繪本的主要特色在於每一本的主題都相當有限、簡單而明確，無論是談論悲傷、說謊、恐懼、生氣、想念或生命等都有。這使得ADHD兒童在掌握書本內容的重點上，較容易展現出功力，當然，再讀下一本繪本的動機才能像堆高機般愈來愈高。

當你嘗試以繪本引導ADHD兒童閱讀時，建議你可以先讓他大聲地朗讀出來（繪本文字不多，朗讀的意願會較高些）。此外，練習找出繪本中的關鍵字——如果是自己的書，可以善用螢光筆或鉛筆練習圈選出關鍵字（例如與情緒有關的字），若是從圖書館借來的書可千萬要手下留情。

以三分鐘練習組織表達。當ADHD孩子閱讀後，嘗試讓他以三分鐘為限，練習將該繪本所要傳達的訊息、自己閱讀後的想法或心情表達出來，以訓練他的組織力（但請留意並非要他把整本繪本的內容背一遍）。

設限時間的目的，在於讓ADHD兒童在既定及有限的時間內練習組織表達，以便能夠適時掌握住重點。當然，你也可以嘗試讓孩子以有限的字數（例如三十字或一百字），寫下上述的重點，但是他們排斥的機率會高些，畢竟對於多數ＡＤＨＤ兒童而言，動筆寫字真的是天敵，讓他們避之唯恐不及。

請ＡＤＨＤ孩子針對所閱讀的繪本內容，練習出題目反問你，畢竟懂得如何出題目，有時比回答問題更能展現對於該繪本內容的掌握功力。同時，與他們一起閱讀繪本時，嘗試與他的生活經驗做連結，如此會讓他讀起來更深刻、更有味。

或許你也可以與孩子進行一場改編劇本遊戲，與他一起更動故事主角、情節、內容或結局（無論是雙重結局、三重結局或多重結局都可以）。如果同時閱讀兩本以上的繪本，試著讓ＡＤＨＤ兒童練習比較這幾本書之間的共同點或差異性，並且可運用上述提及的時間限制或字數限制。

祕訣208

電影，讓孩子看見生命中的各種可能

在休閒娛樂的選擇上，你可以試著與孩子一起挑選電影ＤＶＤ，共同觀賞。無論是喜劇片、歌舞片、驚悚片、懸疑片、愛情片、紀錄片、武打動作片、戰爭片或動畫都行。只要孩子願意，試著讓他透過影片的內容，慢慢開啟認識這個世界之窗。**電影，讓孩子看見生命中的各種可能，也包括他自己這一段。**

祕訣 209

舞動人生

讓ADHD孩子動起來，透過各種類型的舞蹈，開發出屬於他們生動、豐富的肢體語言。隨著音樂節奏，讓孩子舞動出他的熱情與能量。無論是來場現代舞、爵士舞、踢踏舞、街舞或者國際標準舞、華爾滋、恰恰、倫巴都行，甚至於只是健康操都可以。**讓孩子在最適合他的地方舞動，並進一步熟悉與有效控制自己的肢體語言。**

祕訣 210

樂器彈奏

ADHD孩子通常很有節奏感。在休閒娛樂的安排上，不妨試著讓他擁有自己擅長的樂器，像是管樂、弦樂、打擊樂、鍵盤樂器、鋼琴或手風琴等。**讓ADHD孩子有掌控感，並隨著樂音彈奏出自己的生命。**

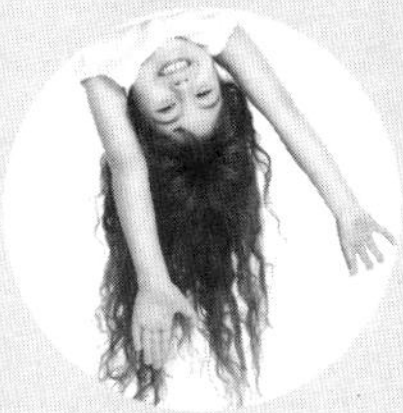

第十一章

時間管理

拖延牌燜燒壓力鍋，絕對不會是ADHD孩子生活上的好幫手。

時間管理是許多ADHD孩子無法順利進行的事。這些孩子總是耗費許多時間在瑣碎的事情上，而忘卻該把時間運用在重點上。對於時間總是不夠敏感，以致在時間掌握上失去了分寸，拖延，或無法按時完成，往往讓父母和老師頭疼不已。他不是沒時間，而是沒在對的時間做對的事。

時間管理對於ADHD孩子的幫助，不在於讓他比以前多做了多少事，而是有效控管時間，讓自己可以做更多想要做的事、喜歡做的事，當然，也包括該做的事。

問題三十五（父母頭痛傷腦筋）

孩子沒有時間觀念，怎麼辦？

「你知不知道現在應該要做什麼？怎麼老是搞不清楚狀況？」「拖拖拖，都幾點了，功課還是只寫了一點點，我看你今晚別想睡覺了。」

「我討厭看時鐘，每次只要時間快到了，我就會開始緊張。」「什麼？已經十點了？糟糕，我都還沒開始寫數學評量耶！」

對於時間總是粗線條、不敏感的ＡＤＨＤ孩子，是否總讓你急得焦頭爛額？

時間管理的祕訣指南

祕訣211　讓時間到處可見

祕訣２１２ 變出一只手錶
祕訣２１３ 猜時間
祕訣２１４ 找出被吃掉的時間

祕訣 211 讓時間到處可見

如果要ＡＤＨＤ孩子學會有效地掌握時間，培養敏感性，當然，就得把時間經常暴露在孩子觸目所及的地方。試著在生活中讓孩子隨處都可以看見時間、注意時間。**建議你在家裡醒目的地方多掛上或擺放時鐘，不限電子數字鐘、時鐘或鬧鐘，以讓孩子在視覺上能夠常常有所提醒。**讓「看時間」這件事，變成一種重複做的習慣。當習慣重複做，重複做變成習慣，很多事情就容易變得自動化，也包括留意時間這件事。

祕訣 212 變出一只手錶

在提升時間概念之前，孩子必須能夠明白「時間」是怎麼回事，至少學會如何看得懂「時間」，知道「時間」有多長，雖然心裡與實際的感受不一樣。如果你的孩子還沒有手錶，建議你，魔棒一揮，**讓他的手腕上多一只時間的轉輪，讓「時間」能夠隨時跟著孩子走。**在手錶的選擇上，試著以簡潔為主，功能不需要太複雜，以免他的注意力受到手錶的干擾。

祕訣213 猜時間

在日常生活中，試著讓孩子練習「猜時間」，不管是對於他想做的事，或避之唯恐不及的嫌惡事。孩子對時間的感覺跟大人一樣：做喜歡和感興趣的事情時，總是嫌時間太短、太少；做不想做和討厭的事情時，又認為時間過得太長、太久。

讓孩子具體地告訴你，他做這些事情過了多久時間（無論是被你打斷他看電視，還是寫了一陣子作業），特別是在沒有時鐘的提示下過了幾時幾分。縱使一開始讓他亂猜測也好，胡說也罷，估算練習久了，對「時間」這回事便能一回生、二回熟，三次之後或許就逐漸敏感、深刻。

當孩子對時間敏感，對時間有了初步的概念，對於期待孩子日後能在特定的時間內完成該做的事，達到應有的效率，就比較容易了。

祕訣214 找出被吃掉的時間

孩子常會跟我們抱怨「沒時間」，尤其是當他必須開始去做他該做的事情時。在時間管理上，**讓ADHD孩子學習如何檢視自己的時間都花在哪些事情上，是一項刻不容緩的練習**。先讓孩子練習檢視，引導他記錄自己平時都把時間用在何處，並思考自己是否需要花這麼多時間在這些活動上。

孩子的時間都花在哪裡了？這是為人父母必須瞭解的事。帶著孩子一起來看這被吃掉的時間，讓他思考自己是否需要耗費這些時間在這些無謂的事情上，例如：找東西、上網閒逛、東摸西摸、發呆，或眼睛被電視螢幕吸住等。讓孩子知道就像有隻蠶寶寶在他不知不覺的情況下，偷偷吞食了時間。

問題三十六（父母頭痛傷腦筋）

孩子分不清楚什麼是重要，什麼是緊急，怎麼辦？

「我不是叫你先打電話把報名表的細節問清楚嗎？怎麼還在這裡整理架子上的漫畫。」

「你喔！自己該做的功課都沒做完，還在幫同學上網找資料，有沒有搞錯？」

「你怎麼老是在幫老鼠擠奶，專做一些沒有成效的事？寶貝，請分清楚老鼠和乳牛。」

面對孩子一副弄不清楚輕重緩急的態度，你幾乎快被氣得說不出話來。但是，氣歸氣，還是必須讓孩子學習分辨做事情的優先順序。

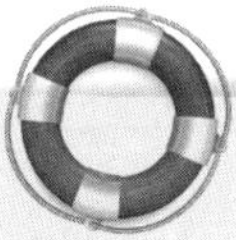

時間管理的祕訣指南

祕訣215

珍珠在哪裡？

ADHD孩子在面對時間管理上，往往一開始即陷入一種困境，對於自己生活中要做的事情，分辨不出哪些是最重要的，哪些是次要的，甚至於是不需要的。讓孩子練習揀拾出最重要的珍珠貝殼，學習判斷哪些事情是重要的。**把時間運用並分配在自己最重要的事情上，讓時間真正發揮價值與作用，這是孩子必須練習的一件事。**

祕訣216

急診事物

除了判斷重要性之外，ADHD孩子需要學習的另外一件事，在於能否分辨哪些事是緊急的，如同急診病患般需要立即動手術處理，而哪些較不那麼急迫，可以慢慢等候觀察。**建議你與孩子一起列出清單，並區分緊急與不緊急的事物。**

祕訣217

說「不」的勇氣

ADHD兒童有時因為自己的衝動特質，有時或許是被拒絕慣了，而容易在不假思索的情況下，答應許多超出自己能力與時間的事情。若他能將答應的事做好、做完，當然再好不過。但是，如果事情不是如此發展，則最好**引導他學習如何說「不」，這也是時間管理的一種練習，特別是對於自己不那麼喜歡做，或根本不需要他來做的事。**

問題三十七（父母頭痛傷腦筋）
如何訓練ＡＤＨＤ孩子的時間管理能力？

「為什麼老是叫我一放學就寫功課？誰受得了啊？拜託！寫功課的人可是我耶！」

「我看你喔，時間都花在看牆壁上的貼紙去了，還寫什麼功課？」

「寶貝，你要不要試一試？以每十五分鐘為單位，讓自己集中火力做事，這樣或許比較有成效。」

「媽媽，好奇怪耶！為什麼這回我幫弟弟組裝他的機器人，才花一點點時間就大功告成了？」

時間管理的祕訣指南

秘訣218

找出自己能量最充沛的時段

一天二十四小時，每個人都有屬於自己不同的節奏、體能及活力。與ＡＤＨＤ孩子一起來找出他最具活力的時段吧！也許是清晨，也許是放學後洗完澡時。**一旦鎖定了孩子充滿能量的時段，接下來，就可以試著把重要的事項、需要全神貫注的事情，放在這個時段中進行，以達到最佳效果。**

所以，如果放學後，孩子的體能及精神狀況實在不適合馬上寫功課，這時就不勉強他在這段時間做這些事。若在洗完澡、休息片刻後，他在寫作業上有最大成效，那麼就選擇在這個時段寫。畢竟，在最充沛的能量時段做事，才能發揮最大的效果與產能。

秘訣219

讓「干擾蒼蠅」降到最低

如果孩子在生活中很容易被不相關的「干擾蒼蠅」刺激而分心，導致時間都花在撥開那些瑣碎如蒼蠅的事情上，搞得自己心煩意亂，建議你試著讓孩子眼前的環境淨空，維持視覺或聽覺的純淨，或許是有效做好時間管理的好方法之一。畢竟，**「專注」是走向有效時間管理的捷徑。**

祕訣 220

以十五分鐘為單位

在時間之流中，讓孩子試著有節奏地前進。把十五分鐘做為一個時間單位，一個小時內就有起、承、轉、合。把十五分鐘做為一個時間單位，一個小時內就有春、夏、秋、冬。把十五分鐘做為一個時間單位，讓自己的每一個小時多一些節奏感。

把十五分鐘做為一個時間單位，你會發現一天似乎多了些時間，從二十四小時幻化成4×24＝96個時間單位。**把十五分鐘做為一個時間單位，你會發現自己與孩子的短期目標更明確。**

把十五分鐘做為一個時間單位，讓孩子發現自己多出了許多完成事情的機會，也讓孩子覺察自己的注意力持續性，到達目標後，正向回饋一下自己，再接著下一波的十五分鐘。

有時，也可以讓孩子預設十五分鐘為留白時間，練習沉澱思緒、微調心情，好整以暇地面對第二個、第三個、第四個……十五分鐘，時間管理的感覺也就慢慢得心應手了。

祕訣 221

一鼓作氣

在時間的運用上，有時我們會引導ＡＤＨＤ孩子嘗試「分段完成」，如同上述的十五分鐘時間。有時則視情況，鼓勵孩子一鼓作氣，專注並持續地完成手上的任務，例如：一口氣打掃並整理房間後再休息，讓他想像自己是波音七四七，起飛後，中途不停靠，直飛下一個航點。**讓他有機會去突破自己的持續性，挑戰自己的能耐。**

祕訣 222

集中焦點，火力全開

ＡＤＨＤ孩子在時間運用上，常容易出現跳躍式做法，在不同的事情上轉換，例如一下寫國語作業，一下塗顏色，一下上網瀏覽網頁，一下寫數學習作。如果用這種跳躍式做法，最後仍然可以在時限內完成，那還無所謂，只是這些孩子容易在跳躍過程中，因轉換性注意力差的問題而不慎跌落谷底，摔得鼻青臉腫。

試著讓孩子一次做一件事，將所有的注意力、心思及能量全都聚焦在「紅心」上，卯足勁，火力全開。**給自己一段時間，比如十分鐘，一鼓作氣地朝這個目標去完成。**

祕訣 223

物以類聚打包策略

對於ＡＤＨＤ孩子在做事情時不斷跳躍、轉換的特質，除了前面所提及的「集中焦點，火力全開」外，另外一種建議是引導他，**乾脆將同類型的事情集中起來同時做，並在這同類的事情上轉換。**例如：將需要收拾的玩具、書本、房間或書包等，在同一時間進行整理。

祕訣224

餅乾屑時間運用

每個人在一天裡都有許多零碎的「餅乾屑時間」。千萬別小看這些餅乾屑的重要性，有時當你試著把這些餅乾屑收集起來，你會發現在彙整之後，眼前又多出了一塊可以吃得飽的餅乾！**零碎時間怎麼運用？在這些時段裡，你可以讓孩子學習做一些較不重要、不緊急，較為零散的事情**，例如：削鉛筆、整理桌面、背單字、資源回收整理等。

祕訣225

多賺時間，累計紅利

ADHD孩子常花了許多倍的時間完成一件事，最後卻發現還是有許多該做的事沒有完成。從現在開始，請和他一起來「賺時間」，就像打一場電玩一樣，具有比賽性或獎勵性的事情，往往也較容易喚起孩子的戰鬥意志。

遊戲規則不需訂得太複雜，紅利點數、獎勵籌碼可以由你開。例如：先前他寫完一樣數學作業花了三十分鐘，和他約定，只要這回他的時間能夠少於三十分鐘，等於多賺了一些時間，便可以累計紅利點數。**讓孩子自己向時間極限挑戰，當然，除了**

快之外，如何保持應有的品質也必須考慮進去。至於紅利點數累計後可以用來換什麼，這就看你和孩子的約定咯！

祕訣226

做自己最擅長的事

想要讓時間管理發揮到極致，**「讓ＡＤＨＤ孩子做他最擅長的事」，是相當重要的關鍵，這一點對於青春期的孩子來說尤其重要。**做最擅長的事，可以事半功倍，時間的效能也能有加乘的作用。

祕訣227

寫下來，讓腦袋記憶體釋放出空間

我們都太相信自己的腦袋能夠記住任何被交代或該完成的事情，ＡＤＨＤ孩子也常常會告訴你：「別擔心，我可以的，我一定會記得的。」然而在你交代完一些事情後，他仍舊兩手空空。

讓孩子養成將事情寫下來的習慣。當事情化成一段段的文字時，他也可以讓腦袋稍微休息，喘口氣，而不需要總是費力地重複提醒自己記住這些被交付的事情。這就像讓記憶體釋放出空間一般，將不需要的檔案整理、移除，以便更有效率地執行必要的應用程式。

祕訣 228

條列記錄

在ADHD兒童容易混亂的日常作息中，為了讓他能夠更加有條不紊，你可以試著引導他以條列的方式，記錄自己的待辦事項或所須記憶的事情。**在這一條一條、一點一點的清晰記錄中，能夠讓孩子以最快的速度得知自己所要做、所須記得的事情，讓自己的時間管理多些效率。**

祕訣 229

白板自我提醒練習

- 在家中醒目的地方準備一面大白板，並在大白板的上方，擺放一個大時鐘。
- 在大白板上設定孩子的待辦事項。
- 每件待辦事項建議委由孩子寫上去，特別是當孩子本身已具備書寫能力時。
- 每件待辦事項，清楚地標示時間、地點、動作、所欲完成的事情。
- 每件待辦事項的記錄方式，比照email的書寫重點，以一句話（一行）寫清楚。
- 例如：晚上七點在書房開始寫國語第三課作業共兩頁，八點前完成。
- 當你發現孩子未能夠依約定進行待辦事項而分心時，請記得不需要以口頭告訴孩子當下他須做的事，例如：「現在已經七點半了，國語作業怎麼都還沒寫？快去寫。」愈是如此的口頭提醒，愈容易造成孩子對你的依賴，此刻的你就愈容易像是祕書，一位年資很深的祕書。

- 當下的你只要做一件事——以手勢提醒孩子去看大白板。
- 讓孩子自己到大白板前，自行確認當下所要做的事。
- 當孩子完成待辦事項後，請記得讓孩子在該事項前畫個大勾，並簽名以示完成。
- **請記得，大白板上的待辦事項，是要寫給孩子看，而不是要讓你看。**

祕訣230

形成計畫

你常發現，若給ＡＤＨＤ孩子一段長時間讓他自己去規劃，往往時間過後，他卻跟你抱怨：「好無聊，都不知道要做什麼。」結果最後什麼也沒做。練習寫下計畫，安排一段時間內自己需要做、想要做的事情，對於孩子在運用時間、規劃時間及組織時間的能力上，是相當重要的一件事。

給孩子一個計畫的範本，當他對於如何安排時間毫無頭緒時，他真的需要一個參考範例。在這個範例上有著：清楚的時間規劃，所要進行的事項，開始與結束的時間，完成所須花費的時間，當然若有具體的目標更好。

試著引導ＡＤＨＤ孩子以自己的需求改寫範例，並開始試著依照自己的計畫執行看看，或許「好無聊，都不知道要做什麼」這句話，就可以再見不聯絡咯！

祕訣231 備份

備份，對於使用電腦工作或寫功課的大人與孩子來說，是相當重要的一項作業習慣，**無論是隨身碟備份、雲端備份或以email寄給自己存檔都行。**因此，對於已經會用電腦的ADHD孩子來說，這樣的習慣是我們應該教給他的技巧與概念。有些事現在不做，以後可能會花更多時間重複再做，這將是很耗時並嘔人的一件事。

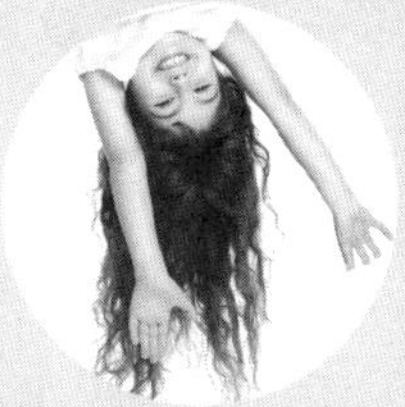

第十二章

親師溝通

耐性，快成了現代父母與老師的絕版品。請盡速收藏，有利升值。

親師溝通的首戰，往往在於ADHD孩子終日所需面對的回家作業。此外，因ADHD兒童在校行為表現所延伸出來的聯絡簿溝通或衝突，或者關於家長而言相對陌生的「個別化教育計畫」（IEP）的內容及權利，與相對敏感的ADHD班級衛教宣導或同儕告知，都是親師溝通常見的一些議題。

問題三十八（老師煩惱數不清）
功課總是寫不完，怎麼辦？

翻開回家作業，心如死水，我就是不想寫。眼前刺激五花八門，應接不暇，哪有時間寫？東湊西湊，塗塗改改，斷斷續續，哪裡有人想要寫？偶爾想寫，動力不足，缺乏誘因，看不到盡頭，終究還是不想動筆。

孩子回家就是不想寫，三催四請、連帶嘮叨責罵、好言相勸、威脅外加利誘，還是不想動筆。愛寫不寫，拖拖拉拉，寫得沒完沒了，最後乾脆不要寫。該寫未寫，補寫罰寫，氣急敗壞，愛莫能助，搞得父母好想幫他寫。

總之我就是跟你耗，六月過後一筆勾銷，反正九月你也不會追討。誰叫你利息算得那麼高，漏寫幾頁，拖延偷懶，代價有得瞧。披星戴月，補寫罰寫，夜以繼日，總是在寫，該寫沒寫，利息循環，乾脆不寫。

給了作業你竟不寫？這還得了，你非寫不可。功課出了不寫，這是責任，一定得補寫。為了你寫，多些罰寫，嚇你唬你，應該就會寫。還是不寫，父母找來，下課免談，放學留著，乖乖就範，看你最後寫不寫！

親師溝通的祕訣指南

祕訣232 補寫？罰寫？
祕訣233 下課補寫有用嗎？
祕訣234 本期帳單繳清：功課補寫時間
祕訣235 功課減量
祕訣236 作業簡化

祕訣232 補寫？罰寫？

孩子放學後，不願意寫作業或拖延作業、沒寫完，能不能罰寫並加收循環利息？這得視每個孩子的情況而有所差異。假如老師選擇一次罰寫，並加收循環利息，而能使孩子日後逐漸學習到拖延的代價，從此依老師的規定將作業負責任地寫完，如此一來，當然就沒有這個問題。但事情似乎總不是這樣演變。

有些孩子真的不適合加收循環利息，罰寫作業，尤其是遇見紙筆、作業、評量或考試，就像面對天敵般的ＡＤＨＤ學童，特別不適合。對於這些孩子，往往一次次的作業罰寫，就如同信用卡卡債，本期帳單未繳清，但循環利息卻如滾雪球般不斷累積。

面對眼前債務（作業罰寫量）如一〇一大樓般高的孩子，夜以繼日地不斷進行重複寫作業（循環利息）這件事，往往容易對寫作業形成習得無助感（註），最後滿坑滿谷的作業債還不完、無法清償，乾脆宣告破產、倒閉，就此不寫。為了預防孩子倒債，罰寫得小心為妙。

1.是否補寫？若當日作業量及作業內容在孩子的能力範圍內，那麼答案應該是肯定的。畢竟在繳款截止日前，依規定繳納本期帳單（作業）是孩子對自己該負的責任。

2.至於補寫（將本期帳單繳清）是否能發揮成效，讓孩子日後逐漸盡本分完成功課，往往取決於你讓孩子補寫的時間點。

罰寫有如高利貸，特別是對於ADHD兒童總是划不來。罰寫一遍、兩遍、五遍、十遍等，照倍數來，但是當日積月累，罰寫高築如同卡債，到頭來，孩子對於作業的胃口搞壞，學得無助，呆帳就來。建議發卡銀行的老師，當孩子發生作業漏寫、未交的情況時，除了補足本金的補寫之外，經濟景氣太壞了，罰寫高利貸就別跟著來。

對於ADHD學童，請用補寫，讓孩子把作業未完成的部分寫完，將本期帳單繳清。請勿以罰寫的方式產生循環利息，否則ADHD孩子的帳單將永遠繳不完。

（註：「習得無助感」（Learned Helplessness），指一個人由於長期處於失敗及挫折情境中，導致面對挑戰時抱持一種消極心態，即使成功的機會近在眼前，也缺乏嘗試的勇氣。）

秘訣233

下課補寫有用嗎？

許多老師選擇利用下課時間讓孩子補寫，但**下課補寫對於ADHD孩子來說，卻不適合**，理由包括：

1. 下課時間相當短暫。
2. 下課時間相當嘈雜，不利孩子專注於寫作業這件事。
3. 下課時間，孩子有上廁所的生理需求。

4. 下課時間，老師可能有其他事情須處理，而無法關照孩子補寫作業這件事。
5. 當孩子在下課時間補寫作業，所衍生的負向情緒往往容易延伸至下一堂課。

祕訣 234

本期帳單繳清：功課補寫時間

建議你參考〈教師輔導與管教學生辦法〉，例如：取消孩子參加正式課程的活動，並運用這些時段讓孩子補寫作業（此時教室裡最好只有老師和孩子）。這些被取消的活動（被剝奪的權利），最好是孩子相當在意或感興趣的事情。同時，在作業補寫過程中，你可以反問孩子為什麼此刻在這裡做這件事，以提升孩子的自我覺察能力，特別是對於行為因果的連結，例如：昨晚未完成作業，換來活動被取消，同時必須利用該時段完成該做的事。

補寫是讓孩子將昨日未寫完的部分完成，將本期帳單繳清，而不是產生循環利息讓孩子新增罰寫量。

祕訣 235

功課減量

如果回家作業沒有考量孩子的身心特質而進行調整，使得他們無法消化、吸收不良，導致長時間無法順利完成，當日後再次面對眼前的學科學習或作業評量時，就不免令人擔心這些孩子容易在長期挫折下產生習得無助感。

若孩子受限於注意力缺陷或精細動作問題，而長期陷於功課寫不完的泥淖裡，建議你嘗試與學校的資源班老師及導師共同溝通、協調、討論，思考是否須在功課上進行減量，如何做修正、微調。

對於ADHD或ADD（注意力缺陷症）等具備一般智力水準的孩子，如需調整，建議作業內容難度維持不變，但可以考慮斟酌調整功課量，至於幅度，可視孩子的注意力及作業完成表現做浮動調整。

秘訣236

作業簡化

當你發現孩子同時伴隨能力問題，例如除ADHD問題外，同時**伴隨輕度智能障礙或臨界智商（智力落在七十至七十九）**，如須調整，建議可以考慮降低作業內容的難度，或一部分作業委由資源班老師提供較符合其能力水準的內容。

問題三十九（老師煩惱數不清）
聯絡簿應該怎麼寫？

「說真的，老師，我想你就不要再寫聯絡簿了，寫了，我想我也不敢再看。」沮喪又無奈的媽媽向一臉困惑的老師說。

老師也很無奈。「奇怪？為什麼我花這麼多時間寫聯絡簿，記錄這麼多孩子在教室的表現，家長還是氣呼呼地向主任投訴？」「很頭痛耶！孩子常常都跟我說他有吃藥，但我怎麼每次看都像沒吃藥的樣子，該不該寫聯絡簿呢？」

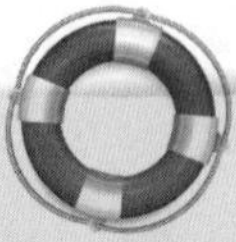

親師溝通的祕訣指南

祕訣237 雙向聯絡簿

祕訣238 單向聯絡簿
祕訣239 對於單向聯絡簿的建議
祕訣240 聯絡簿上的藥物溝通

祕訣 237

雙向聯絡簿

較具良性雙向道溝通的聯絡簿內容，例如：「今天○○在國語課時常離開座位，我嘗試以轉移方式讓他多站起來回答問題，或找事讓他做（像是發聯絡簿），先考慮用這種方式處理一週，再追蹤看看○○的離位狀況是否有所改善。」當然，你一定也有更適當的書寫方式。在理想的聯絡簿上，你可以看到老師的用心，包括：

1. **發現問題**。2. **解決問題**。3. **追蹤問題**。

祕訣 238

單向聯絡簿

至於容易產生衝突的單向道聯絡簿的內容，常見的情況如：「今天○○在國語課時常離開座位，影響上課秩序，請爸爸媽媽多加注意。」以此類推，類似的單向道聯絡簿內容，只要將問題性質換掉，又會產生另一次衝突性的溝通。比如將「時常離開座位」改成「上課愛講話」、「上課常坐兩腳椅」、「上課愛亂發脾氣」等。

如果你持續發現老師在聯絡簿上出現單向道的模式，建議你試著這麼回覆：

「感謝老師對○○的用心。關於國語課時常離開座位一事，請問老師您都如何處理，使○○能夠安靜坐在座位上？對於老師課堂上的干擾，再次深感抱歉。」

祕訣 239

對於單向聯絡簿的建議

1.不要只是反應問題，也避免總是以紅筆列出孩子的一大堆問題。

2.對於敏感的父母來說，單向道聯絡簿內容會是一種慢性的壓力源，同時也容易被激發出負向的情緒反應，例如：焦慮、生氣、憤怒、無助、不知所措，特別是這些問題的發生地並不是在家裡。

3.行為問題的處理，建議能適度將轄區分清楚。所謂的轄區指的是：在班上發生的問題，優先由班級老師處理；返家後的表現，則由父母全權負責。

4.如此的轄區分隔並非是推卸責任，而是考量到行為處理的有效性。或許你可以想一想，**如果僅將孩子在班上離開座位的問題反應給父母，而沒有提出因應方式，對於父母在家的處理成效，幫助其實是微乎其微。**

秘訣
240

聯絡簿上的藥物溝通

當ＡＤＨＤ兒童經就診醫師診斷及評估後，建議給予藥物輔助，無論是接受短效型利他能（Ritalin）或長效型專思達（Concerta），建議在親師之間可嘗試以下的溝通：

- **為使班級老師能有效追蹤ＡＤＨＤ兒童是否規律服藥，建議老師可在聯絡簿裡附上服藥記錄單張。**
- 服藥記錄單張，內容為簡式記錄（僅區分為服藥或未服藥），請家長針對孩子當天的服藥狀況在單張上簽名、註記是否服藥。
- 當班級老師發現ＡＤＨＤ兒童服藥不規律時，如班級老師認為有需要由老師協助給藥，建議在與家長溝通及彼此同意下，請家長附上孩子的處方箋，由老師針對處方箋上的指示（例如：服用時間、使用劑量等），協助孩子規律服藥。
- 建議老師可透過閱讀書籍或網路資訊，事先熟悉ＡＤＨＤ兒童常用藥物的作用及副作用，以有效區辨孩子在班上的表現與用藥關係，並且理解藥物所能提供的效果及限制。
- 建議老師透過聯絡簿，記錄孩子服藥後的表現（特別是專注力、持續性、活動量及衝動行為等），與服藥前的上述表現是否有所差異，以做為家長日後與就診醫師討論藥物的參考（例如：是否須調整劑量、換藥或停藥等）。

問題四十（父母頭痛傷腦筋）
如何與老師討論ＩＥＰ？

有點不好意思又疑惑的媽媽這麼問：

「不好意思，什麼是ＩＥＰ？都沒有老師告訴我這是什麼東西耶！」

「怎麼辦？我都看不太懂ＩＥＰ裡面在寫什麼，倒是老師常要我簽名，我就簽了。」

「老師要我申請特教身分，但這身分對ＡＤＨＤ孩子在學校到底有什麼用處？我只知道學校班級人數可以減少，但對我的孩子有什麼福利呢？」

親師溝通的祕訣指南

祕訣241　確認特教身分

祕訣242 入學前的討論
祕訣243 開學注意事項
祕訣244 參與ＩＥＰ會議
祕訣245 保持溝通橋梁
祕訣246 留意時限
祕訣247 確認特殊教育需求
祕訣248 詳讀ＩＥＰ內容

祕訣241 確認特教身分

首先，請先確認孩子是否通過各縣市「特殊教育學生鑑定及就學輔導委員會」（簡稱「鑑輔會」）鑑定，並取得特殊教育學生身分。請注意，這裡指的不是醫學診斷、鑑定或醫師所開立的診斷證明書。依現行〈特殊教育法〉，身心障礙及資賦優異學生鑑定標準，ＡＤＨＤ歸屬在「情緒行為障礙」類別中。

祕訣242　入學前的討論

如果你的孩子即將入學，或許你可以回想在先前的鑑定安置階段，**是否曾有心評老師或校內資源班老師初步與你討論，孩子未來在校內的特殊教育協助內容**，無論是資源班服務或特殊教育專業團隊，與日後在普通班的學習內容（或許當時導師尚無法確認）。

祕訣243　開學注意事項

如果你的孩子是幼兒園畢業即將進入小學就讀，以下所列的開學注意事項，提供給你及老師做為參考，**同時要考慮在未來的IEP內容中是否需要加註。**

1. 是否服藥？如果是，請確認是利他能（Ritalin）？專思達（Concerta）？思銳（Strattera）？或其他。
2. 如果考慮服藥，是一開學就服藥？還是先觀察一至兩週再考量？
3. 如果考慮服藥，請將處方箋交付導師或資源班老師影印存檔，以確認最近就診的時間、服藥內容、劑量、作用、副作用及下次回診時間。
4. 委請導師及科任老師協助觀察孩子服藥後的作用及副作用，以做為家長下次回診時與就診醫師溝通的參考。

5.無論是服藥或未服藥，請協助觀察孩子在班上接受各科學習等注意力的表現，包括：動態及靜態活動、書寫作業、考試、課堂聽講、提醒次數、回應表現（無論是聽、說、讀、寫、算等）。

6.留意座位安排的位置、與講台的距離、鄰近同儕的特質，以及桌面、抽屜及椅背四周是否過於雜亂而影響其專注表現。

7.返家後，由父母協助追蹤作業書寫的品質、完成度及所花費的時間。

8.留意日常生活中是否過於鬆散，導致缺乏效率，花費太多時間在尋找東西，或無所事事，或者經常性地遺忘或掉東掉西。

9.考量書寫作業是否須父母陪讀；如果需要，留意陪讀的位置、介入的時間點等。

10.關於回家作業，由孩子確認每項功課完成的時間，由其決定書寫順序，並與他共同討論作業完成的截止時間。

祕訣244

參與IEP會議

依規定，學校在擬定「個別化教育計畫」（IEP）時，會邀請家長共同參與、討論及溝通。有些事情，當你事先知道及準備，總是較容易朝著你想要走的方向前進，縱使行走的路上有阻礙，也會讓你有所因應及調適。

祕訣 245

保持溝通橋梁

開學後，請記得與學校資源班老師及導師保持溝通。須知，在校園內最熟悉你的孩子的，將是這群熱誠、專業且具備特殊教育訓練背景的資源班老師或特教老師，特別是關於ADHD核心特質及伴隨問題的瞭解與處理，當然也是你與原班級導師的溝通橋梁。

有部分ADHD兒童在經過鑑定、安置討論後，也許初步研判尚不需要特別給予資源班教學協助，或接受特殊教育專業團隊服務的需求，當然也可能是因為你的拒絕。但**建議你仍然要與資源班老師保持聯繫，因為沒有人可以保證孩子未來在校內一切順利，溝通及預防仍然是優先考量。**

祕訣 246

留意時限

開學後，請提醒自己留意孩子相關的受教權利，特別是IEP內容。這份IEP，每位特殊學生都會有，ADHD兒童當然也不例外。

根據《特殊教育法施行細則》第十條：「前條身心障礙學生個別化教育計畫，應於學校應於新生及轉學生入學後一個月內訂定；其餘在學學生之個別化教育計畫，應於開學前訂定。前項計畫，每學期應至少檢討一次。」

祕訣247

確認特殊教育需求

當你的孩子需要資源班協助，請特別注意，資源班並非僅提供學科補救，許多ＡＤＨＤ兒童在校內的特殊教育需求，往往也不僅如此而已。部分學校資源班有提供社會情緒領域的協助，例如：情緒管理、社交技巧、人際互動訓練，或者專注力訓練的課程，這些往往也是這群孩子在校園內亟待加強及協助的部分。

建議你試著與孩子所就讀學校的資源班老師討論，是否能夠提供或安排類似課程，畢竟父母面對的是一個孩子，但資源班老師須協助的特殊學童，不會只有我們的孩子，大人們彼此同理、體諒，或許是孩子們最大的幸福。

祕訣248

詳讀ＩＥＰ內容

提醒你，請仔細詳讀ＩＥＰ的內容，因為這**牽涉到孩子未來一學期的學習目標、課程內容、進行方式、上課時間及地點等細節及方向**，包括了原班級及資源班服務，或者專業團隊服務的內容。

問題四十一（老師煩惱數不清）

需不需要讓同學知道孩子是ＡＤＨＤ？

關於ＡＤＨＤ兒童的班級衛教宣導，有時如同走在鋼索上。順利走過對岸的話，能夠使班級同學熟悉ＡＤＨＤ兒童的身心特質，並學習如何與ＡＤＨＤ兒童相處；反之，當考量不夠周延，班級衛教宣導反而易使ＡＤＨＤ兒童跌落鋼索，在班上更被標籤化，進而出現負向情緒與壓力。

親師溝通的祕訣指南

祕訣249 先徵詢家長同意

祕訣250 選擇是否在現場

祕訣251 宣導的人選
祕訣252 聚焦在如何相處

祕訣249 先徵詢家長同意

當班級導師或資源班老師欲向全班同學進行ＡＤＨＤ宣導時，建議你，在衛教宣導前，優先與ＡＤＨＤ兒童的家長溝通，**先徵求父母同意後，再進行班級衛教宣導。**

祕訣250 選擇是否在現場

當父母同意進行宣導後，建議先私下向ＡＤＨＤ兒童告知關於入班宣導這件事，除瞭解其對此事的想法及感受外，同時**進一步徵詢ＡＤＨＤ兒童的意願，以決定衛教宣導時，他是否願意留在班級現場。**

祕訣251 宣導的人選

班級衛教宣導由誰來說？如果**家長對於ＡＤＨＤ具備充分的知識與概念，同時**

對於校園生態有充分的瞭解，此時，ADHD兒童的父母會是最佳衛教宣導人選之一。或由**學校內最熟悉ADHD概念的資源班老師**進行衛教宣導。如果有**專業團隊**服務介入，則可委由精神科醫師、臨床心理師或職能治療師進行協助。

祕訣 252 聚焦在如何相處

嘗試將重點聚焦在**引導班級同儕學習如何與ADHD兒童相處，並將注意力轉移至ADHD兒童的優勢特質上**，以增加ADHD兒童順利融入班級的機會。進行衛教宣導時，建議你不需要過度強調ADHD疾病本身的內容，畢竟班級同學很難在短時間內瞭解這些疾病。

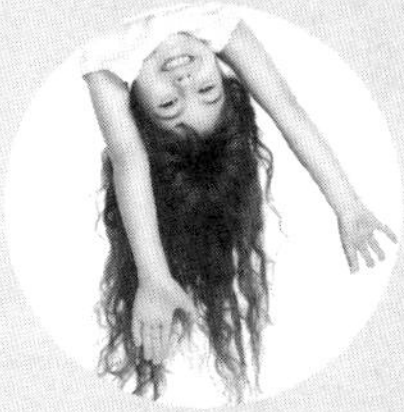

第十三章

診斷評估

診斷就像三秒膠，黏得快，除去難。

在教育的第一現場，班級老師可能會發現班上的孩子出現分心、愛説話、活動量大、肢體動作大、衝動、亂發脾氣等影響班級教學的問題。有時，老師會直接建議家長帶孩子去醫院接受評估。

經評估之後，有些孩子可能被給予了ＡＤＨＤ的診斷。只是，當孩子多了ＡＤＨＤ的身分，然而老師在教學與班級經營上並無明顯的調整或修正，此時，評估或診斷，對於解決孩子的問題來説，幫助將相當有限。

在轉介孩子評估的當下，或要求孩子專心的同時，或許我們也該想一想，對於孩子專注力的提升，我們曾經做了什麼？對於孩子的活動量控制，我們又做了什麼？

評估，是為了讓我們更深入地瞭解孩子現階段所面臨的困境，並使我們這些大人能夠更審慎地思考下一步該如何協助他們。

問題四十二（父母頭痛傷腦筋）

我的孩子「疑似」有ＡＤＨＤ？

「很奇怪，老師都說他像ＡＤＨＤ，但是去醫院診斷，醫師又說是『疑似』。疑似？那到底是不是？」

「怎麼可能是『疑似』？明明一看就像ＡＤＨＤ，我想一定是家長不承認，保留了些話沒向醫生說。」

是？不是？還是「疑似」？這對於我們看待孩子的方式會有影響嗎？

診斷評估的祕訣指南

祕訣２５３　熟悉ＡＤＨＤ的基本概念
祕訣２５４　診斷對我有差別嗎？
祕訣２５５　「疑似ＡＤＨＤ」所傳達的訊息
祕訣２５６　山寨版ＡＤＨＤ

祕訣
253

熟悉ＡＤＨＤ的基本概念

1. 請記得，**ＡＤＨＤ所出現的自我控制上的症狀（特別是反應在注意力、活動量及衝動控制上），必須是在十二歲之前即出現。**

2. ＡＤＨＤ的自我控制問題是跨情境的。簡單地說，在家裡的自我控制有狀況，在學校也有狀況。

3. ＡＤＨＤ的成因是一種生理問題，並不是父母管教不當所造成的。

4. 但如果父母管教效能不佳，容易使孩子的問題持續時間更久，伴隨其他行為及情緒等問題的頻率更高，狀況更惡化。

5. 並非每個被診斷為ＡＤＨＤ的孩子都需要吃藥。

6. 也並非每個在吃藥的ＡＤＨＤ孩子都要無限期吃藥。

7. 如果僅是單純的吃藥，但是沒有其他配套介入，例如：考量其特殊屬性的教學、行為改變技術、專注力訓練或情緒管理技巧，一切問題仍然容易在原地打轉。

8. ＡＤＨＤ長大是否會好？可以確定的一件事情是：只要大人適時提供協助，孩子在成長的過程中，就有機會擺脫自我控制缺陷的泥淖。

9. 同樣可以確定的一件事情是：如果大人什麼都沒做，光是期待孩子自己能夠改變，只怕狀況會愈來愈糟，並且是無法想像的糟糕。

10. ＡＤＨＤ孩子的可塑性很高，這一點是值得父母及老師稍感放心的。

祕訣 254

診斷對我有差別嗎？

「這孩子疑似ADHD？」這個念頭常容易浮現在普通班老師的腦海中，特別是當孩子常常明顯干擾了課堂的教學與秩序，或者注意力明顯渙散、不集中時。通常，老師認為孩子有ADHD的傾向，但是父母卻不這麼認為。當然，也有反過來的例子。

「疑似ADHD」或「確認診斷ADHD」，這對班級老師到底有什麼差別？除了確認診斷，取得正式特殊學生的身分（情緒行為障礙），在期初編班時，班級人數可依相關規定減少人數，孩子有機會接受資源班的特教協助，或專業團隊的服務（例如臨床心理或職能治療服務）外，對於老師在班級經營策略上是否有所差異？

當孩子經確認為ADHD，但就診醫師考量暫時不需要服藥，或者父母本身對於藥物的輔助（無論是利他能、專思達或思銳）有所疑慮時，孩子疑似ADHD，或確認診斷ADHD，對於老師來說是否還有差別？

祕訣 255

「疑似ADHD」所傳達的訊息

「疑似ADHD」要傳達的訊息到底是什麼？若以正向角度來想，這也許在告訴我們，孩子的自我控制問題還不至於太嚴重，或尚不足以構成一種障礙。

又或許也在告訴我們，親師之間對於孩子所呈現的問題，在親師溝通及彼此互信上仍有轉圜的空間。當然，**「疑似ＡＤＨＤ」也讓我們進一步思考「父母管教」這個關鍵詞。**更重要的，**或許是讓我們看見班級老師對於這群無奈的ＡＤＨＤ孩子，多了更細微的觀察與更貼心的關注**——假如我們並不汲汲於考慮孩子得吃藥這件事。

祕訣 256

山寨版ＡＤＨＤ

若ＡＤＨＤ也出現仿冒，也有山寨版，那麼山寨版的ＡＤＨＤ孩子會是什麼模樣？所謂「山寨版」是指孩子並沒有ＡＤＨＤ，卻老將自己的問題表現歸咎於ＡＤＨＤ。「成績不好，功課漏交，請別忘了我的注意力不好。」「出口成髒，任意碰觸，請別忘了我的衝動無法控制。」「四處走動，離開座位，請別忘了我可是過動兒！」山寨版ＡＤＨＤ孩子容易舉著ＡＤＨＤ的大旗當擋箭牌，阻擋任何自己不感興趣的要求或嫌麻煩的瑣事。

山寨版ＡＤＨＤ孩子有一種特色，察言觀色的能力一流，能夠充分判斷眼前大人的堅持度及耐性。山寨版ＡＤＨＤ孩子會選擇配合不同大人的指令，當你容易妥協，他就一鼓作氣地達陣成功。**單純選擇性配合的孩子是態度問題，與深受ＡＤＨＤ症狀困擾的孩子是兩回事。前者與父母的管教態度連結強，後者則明顯傾向於大腦生理因素作怪。**

正版？山寨版？山寨版？正版？無論如何，他們都是孩子，貨真價實的孩子。但或許可以讓我們思考診斷時的周延與謹慎，及瞭解孩子本身對於疾病的態度。

問題四十三（父母頭痛傷腦筋）

是孩子控制力差？還是選擇性配合？

我的孩子為什麼總是對於大人的指令出現不一致的配合度？遵從與否完全由他自行選擇決定。例如在家裡，爸爸說的話一定按部就班，立即配合；媽媽交代的事就想做再做，或者有時聽，有時又不願意做。在學校，導師課能遵守常規與要求；科任課則想做什麼就做什麼，一副老師對他無可奈何的模樣。

設限，的確有必要。設限，能讓孩子懂得社會的規範在哪裡。

診斷評估的祕訣指南

祕訣257 「回」這個字

祕訣258 選擇性配合（對人）
祕訣259 選擇性配合（對事）

祕訣257

「回」這個字

設限就像「回」這個字。

外面的「大口」，就像社會的既定規範，這些規範如同紅線一般，沒有任何理由可以去踩它。無論是危害自己或他人的安全，破壞物品或教具，偷竊，或是離開教室、明顯干擾課堂秩序或妨礙他人學習等，統統都不行。

裡面的「小口」，彈性比較大。這個小口會視每位大人的想法及眼前孩子的身心狀況，而出現不同的縮放。例如：孩子在班上的坐姿，孩子在教室的走動、交頭接耳地講話、自己做自己的事或眼神不看你等。

祕訣258

選擇性配合（對人）

當孩子出現對人選擇性配合的問題，你必須優先思考的是：為什麼他願意聽爸爸、導師的話，而對我（媽媽、其他老師）的話就充耳不聞？我對孩子或學生的態度、堅持度和互動方式等，與他們之間到底有何差異？**此時須調整的是我們大人的做法，而非一味地要求孩子配合。**

當孩子或學生出現「對人」的選擇性配合問題，可以肯定的是，也許你容易妥協的態度、容易被撩撥的情緒或你的處置方法，對孩子而言完全無所謂，或者他對於後果已瞭若指掌。

因此，當孩子在科任課的行為表現及配合度不佳，但在導師課堂上表現又穩定時，此刻真正須介入及調整做法的是科任老師本身，而非僅將問題推向班級導師或委由輔導室介入處理（講白一點，在哪裡跌倒，就在哪裡爬起來）。

祕訣259 選擇性配合（對事）

當孩子出現對事選擇性配合的問題，你必須優先思考的是，**給予孩子的任務及要求是否符合他的能力範圍？**如果不是，則建議予以適當調整難度。或者腦力激盪一下，如何像魔法師般，將你所交付的任務或要求變得有趣，吸引他的注意力及催化行動力，提升他的配合度。否則孩子對於能力夠的、有興趣的就配合做，至於超出能力範圍或他自認做不到、提不起興致的，一切就別說了。

問題四十四（父母頭痛傷腦筋）

如何知道孩子的注意力持續性有問題？

「老師說他的注意力持續性很不好，考試的時候，常常寫一寫就停下來。雖然回家寫功課也是這樣，但是為什麼他打電動、看電視、玩Wii、玩iPad或上網時，都不需要人家提醒，而且可以玩很久？這樣注意力持續性到底算好？還是不好？我都搞迷糊了。」

診斷評估的祕訣指南

祕訣260 列出時間長度
祕訣261 記錄注意力持續時間
祕訣262 分析續航力
祕訣263 注意力的鑑別診斷

祕訣 260

列出時間長度

列出孩子最感興趣至最不感興趣的活動內容，並從中整理出他在這些活動上所專注的時間長度。對多數ADHD孩子而言，需要思考的閱讀、評量及作業書寫往往是他們的天敵，最讓他們感到傷腦筋及頭痛，彷彿揮之不去的夢魘。因此，你或許已經可以預期他們在這些靜態文字的書寫或閱讀上，持續性表現傾向不理想。

祕訣 261

記錄注意力持續時間

1.拿出一張紙，如同設計表格一般畫出三項欄位。

2.其中，橫向第一欄位為注意力持續時間，第二欄位為活動內容，第三欄位為是否需要父母在旁。

3.在第一欄縱向部分，分別列舉注意力持續時間五分鐘、十分鐘、二十分鐘、三十分鐘（時間長短可自行調整）。

4.請開始回想：你的孩子在哪些活動上可分別持續五分鐘、十分鐘、二十分鐘或三十分鐘？並分別記錄在表格中。

5.例如：你發現孩子在「仿寫數字」這件事情上，需要父母在旁陪伴才能維持五分鐘注意力。但分別在「顏色配對」及「扮家家酒」活動上，不需要父母在旁即能夠維持十分鐘及二十分鐘，同時在「看卡通」部分，也不需要父母在旁即能維持三十分鐘。

列出孩子從事這些活動的持續性，重點是讓父母掌握孩子日常生活中的注意力表現。

祕訣262 分析續航力

在完成以上的注意力持續時間記錄後，接著，你可以開始分析在哪些活動下，孩子需要父母在旁才能維持注意力？哪些活動則屬於他自己可以獨立完成？

特別是後者獨立完成的部分非常重要，因為這表示，孩子在這些活動中的注意力表現，確實能夠不假他人的控制、提醒及催促，而自發性地完成，如此的集中性注意力確實是屬於孩子真正自己控制的。

當然，你可以逐步將孩子在不同持續時間的活動一一列出，並仔細分辨當中的活動是否出現共通點。例如：你發現孩子在精細動作，特別是與握筆有關的活動，像是「仿寫數字」、「仿寫注音符號」、「連連看」和「迷宮」等，往往需要父母在旁陪伴，才能維持五分鐘的注意力。此時，必須思考在這些與精細動作有關的活動上，孩子的能力與動機是否有待提升及加強。

假如你發現孩子能夠維持三十分鐘注意力持續性的活動，大都是與視聽刺激有關，如「看卡通節目」、「玩電腦」或「聽音樂」等，此時則須思考孩子是否在接受外在訊息部分，傾向於以視聽刺激為主，並回想孩子平時動腦思考的意願。

有效掌握孩子在各項活動的注意力持續性表現，或許也比較能瞭解孩子在從事各項活動時的能力、興趣、動機及注意力等表現，進而找出孩子的優勢及需要再加強的能力。

祕訣 263

注意力的鑑別診斷

如何有效區分「不專心」是屬於ADHD所伴隨的專注力問題？還是智力？動機？自閉或亞斯伯格過度專注特定刺激？或屬於不聽從老師指令所表現的對立反抗行為？

- **偏低智商所造成的混淆**。智商能力較差的學童，例如：臨界智商或輕度智力障礙學童，當所接收的學習內容與基本認知能力差異太大時，常會伴隨注意力問題，此須與ADHD的注意力問題加以區別。
- **較高智商所造成的混淆**。智商能力較高的學童，例如：魏氏智力一二〇以上學童，當課堂上的學習刺激無法滿足他的需求時，也常容易表現出不專心的行為，此須與ADHD的專注力問題加以區別。
- **ADHD孩子的注意力容易渙散**，而自閉症或亞斯伯格症則是過度專注在他感興趣的事物或特定刺激上，對於你要他專注的事物則不予注意。
- **對立反抗行為問題**，常因不順從老師的要求而排斥需要花心思投入的課堂學習，此情況常容易與ADHD的專注力問題相混淆。

問題四十五（父母頭痛傷腦筋）

該如何分辨孩子是ＡＤＨＤ，還是有其他疾患？

「我真的不知道該怎麼辦。第一家醫院說我的孩子是ＡＤＨＤ，但最近去的第二家又告訴我，孩子比較傾向於亞斯伯格症，我到底該聽誰的？」

「有時候，我覺得孩子很像是亞斯伯格症，但有時候，我又覺得他比較近似於ＡＤＨＤ，或是兩種可能性都有。」

「一個ＡＤＨＤ診斷就讓我們夫妻倆很頭痛了，最近老師又說我的孩子好像有妥瑞症的問題。天啊！到底有完沒完？」

診斷評估的祕訣指南

祕訣264

ADHD與亞斯伯格症的鑑別

注意力缺陷過動症（ADHD）與亞斯伯格症（AS）雖為兩種完全不同的診斷類型，但在日常生活及校園學習表現上，卻往往容易讓父母及老師感到混淆。這裡將實務上常見ADHD與AS的現象加以區分，以提供你在分辨上的參考。附帶一提的是，**部分孩子同時患有ADHD與AS。**

1. ADHD的核心症狀為自我控制問題，大多反應在注意力缺陷、過動或衝動上；AS的核心症狀為語言溝通、社會能力缺乏、僵化思考及刻板、重複及固執行為等。

2. ＡＤＨＤ的核心症狀有藥物可以協助；ＡＳ的核心症狀則無直接藥物可幫忙。

3. ＡＤＨＤ的注意力容易渙散；ＡＳ則是過度專注在他感興趣的事物或細節上，而對於你要讓他專注的事物則毫不注意。

4. ＡＤＨＤ的學業表現容易像雲霄飛車上上下下；ＡＳ則相對較穩定，穩定的高，穩定的低。

5. ＡＤＨＤ與ＡＳ的察言觀色能力都不理想。ＡＤＨＤ容易遺漏掉訊息，ＡＳ則容易扭曲你的訊息。

6. ＡＤＨＤ與ＡＳ都容易在不該說話時說話，說出不該說的話。ＡＤＨＤ容易天馬行空，想到哪，說到哪；ＡＳ則容易在特定話題上打轉，不管你聽不聽。

7. ＡＤＨＤ對於新的情境及新的刺激感到好奇、興奮；ＡＳ則容易感到焦慮。

8. ＡＤＨＤ大多會對於同儕感興趣；ＡＳ則通常沒什麼興致。

9. ＡＤＨＤ容易人來瘋，人愈多，愈容易興奮；ＡＳ則人愈多，愈容易焦慮。

10. ＡＤＨＤ通常容易溝通，雖然他常不按牌理出牌；ＡＳ通常固執得很，只按自己的牌理出牌。

11. ＡＤＨＤ通常不喜歡思考、動腦筋；ＡＳ則往往容易誤解你的意思，答非所問。

12. ＡＤＨＤ在語言表達部分缺乏組織性；ＡＳ的邏輯則往往讓你瞠目結舌。

13. ＡＤＨＤ鬧脾氣時，通常容易找出源頭；ＡＳ鬧脾氣時，則常讓你摸不著頭緒。

14. ＡＤＨＤ常忙得不可開交，但往往虎頭蛇尾，總是未完成；ＡＳ則容易成為某一興趣的達人。

15. ＡＤＨＤ與ＡＳ的智力大部分屬於正常。

16. ＡＤＨＤ與ＡＳ大多安置在普通班，並接受資源班服務。

17. ＡＤＨＤ無身心障礙手冊（或證明），僅有診斷證明書；ＡＳ先前則大多以輕度自閉症身心障礙手冊代替。

祕訣 265

認識妥瑞症

1. 妥瑞症的核心症狀主要是不自主地抽動（tic）——請你試著念出這個英文字。

2. 常見的tic表現：有動作，有聲音。有時個別出現，有時同時出現。

3. 這些tic動作及tic聲音，本身無法控制，常常突然、快速、重複、刻板、無法預期地發生。

4. 常見的tic症狀，如：眨眼睛、嘟嘴巴、聳肩膀、扮鬼臉、咧嘴、點頭、晃腦、臉皮跳動、清喉嚨、發出怪聲、低吟聲、擤鼻子聲、發出奇怪音節、說髒話、穢語等。

5. 這些tic不是故意的，也不是想逗你笑。

6.無論威脅或利誘，仍然無法讓tic消失。

7.壓力愈大，tic愈出來搗蛋。

8.無聊、興奮或太過於疲憊，tic也容易跑出來湊熱鬧。

9.**這是一種屬於中樞神經系統上的毛病，不是孩子愛作怪。**

10.有時會在一天內發生很多次tic，頻率高時，甚至於天天來報到，或一陣一陣。

祕訣266

認識強迫症

1.強迫症英文縮寫為ＯＣＤ（Obsessive Compulsive Disorder），是一種焦慮性疾患，往往為當事人帶來生活上極高度的焦慮與痛苦。

2.強迫症主要包括兩種核心問題：強迫思考與強迫行為。強迫思考與強迫行為如同連體嬰一般，常常前後伴隨出現、形影不離。

3.你平常較容易發現孩子外顯的、重複的強迫行為，但**他心中不合理的強迫思考往往不敢告訴你，或者不知如何向你解釋，而只好獨自承受這些痛苦。**

4.孩子的思考或想法常顯得過度窄化，使得注意力常反覆地專注在一些不合情理的訊息或刺激上，搞得自己筋疲力盡、失去效率，無盡的焦慮感籠罩在日常生活及學習活動上。

5.對於兒童及青少年來說，強迫思考往往無法自我控制，這些宛如電影插播一般的畫面及想法，常常在孩子的腦海中反覆出現揮之不去，並往往為孩子帶來高度的焦慮與痛苦。

6.關於強迫思考，有時你會發現有些孩子的強迫想法，在於害怕被汙染、骯髒、傳染細菌、怕被感染、生病，甚至於擔心因此死亡。有時孩子的想法總是與性或高道德聯想在一起；有些則凡事自我要求，凡事必須精確，不許有絲毫的錯誤或誤差產生；有些則害怕自己會做出傷天害理、攻擊他人的事，雖然他自己也知道這樣的可能性微乎其微。

7.許多的兒童、青少年，為了減緩這些強迫思考所引來的焦慮及痛苦，常因此藉由如儀式般的強迫行為，來嘗試抵制這些想法的出現。

8.關於強迫行為，有些孩子重複地檢查再檢查門窗是否上鎖、瓦斯是否已關妥（強迫思考：如沒上好鎖，小偷會跑進來；如瓦斯沒關妥，家裡會爆炸、失火，一股焦慮又從心底往上爬升）。有些孩子則反覆地洗手再洗手，持續重複洗手五步驟「濕、搓、沖、捧、擦」，就擔心哪一道環節沒做好，腸病毒會找上自己（強迫思考）。有些孩子則一再確認自己的發票明細清單，每項物品與金額反覆確認無誤，以壓制反覆懷疑自己會偷人家東西的強迫思考。

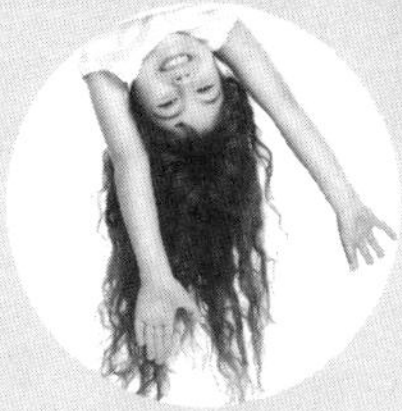

第十四章

藥物態度

利他能大學或專思達學院到底需要念幾年？
雖然，我不想要這張文憑。

ADHD兒童是否需要服藥？其選項並非像開關般不是ON，就是OFF。在這之間，仍然有許多的排列組合。用藥、不用藥，真的不是二分法的爭論或拔河。衷心期待當這些處方箋被開立時，當中能有更多的同理，更多的謹慎。別忘了一件事，任何藥，吃的可是孩子，不是你或我。

問題四十六（父母頭痛傷腦筋）

我該如何看待藥物這件事？

對於ＡＤＨＤ父母而言，選擇讓孩子接受藥物，在心中其實是經過相當的掙扎與不捨。這就像有些父母，為了感受孩子服藥後可能的副作用反應，竟也突發奇想，自行按比例吃藥，孩子一顆利他能，自己就來兩顆利他能。當然，服藥後所帶來的心悸、噁心、反胃、腸胃不適等副作用，也容易讓父母非理性地讓孩子中斷與藥物的關係。

藥物態度的祕訣指南

祕訣267 服藥前的思考

祕訣268 看待藥物的方式

祕訣269 藥物是否有假期？

秘訣
267

服藥前的思考

ADHD兒童是否要服藥？這常常是兩難的決定。當面臨這種情形時，或許可以思考，在決定讓ADHD兒童服藥前，我們大人是否曾經試過一些方法——諸如親職管教的技巧，或是班級經營的輔導策略——來授予孩子學習如何自我控制的技能。請記得一件事，**無論是利他能（Ritalin），或是專思達（Concerta），這些藥，吞進去的可是孩子們。**

秘訣
268

看待藥物的方式

利他能，父母不愛？原因為何？一是孩子服藥後出現食欲降低的副作用，往往讓擔心的父母望而卻步，所以不愛。二是孩子回家後，老是抱怨服藥後感到心悸、噁心、不舒服，所以不愛。三是利他能的作用時間是三到四個小時，好處都被老師要去；等回家後，藥效退了，孩子的表現又是原汁原味地失去控制，所以不愛。四是普遍而言，父母對於藥物是能不碰就不碰，利他能也一樣，所以不愛。

利他能，老師期待？原因為何？一是全班動輒二、三十位小朋友，當ADHD孩子在班上失去控制，老師無暇也無力照顧，所以期待。二是利他能往往決定了老師的「教學春天」什麼時候提前到來，所以期待。三是ADHD孩子服藥後，老師心理上會安心，焦慮指數降低，有藥有保庇，所以期待。四是藥物的立即作用，往往勝過老師苦口婆心、焦頭爛額的費心費力，所以期待。

利他能，孩子無奈？原因為何？一是服用利他能，成績表現有機會出頭天，但是服藥容易讓他被貼標籤，所以無奈。二是服用利他能，自我行為受控制，情緒人際受保護，但是服藥後的副作用又挺不舒服，所以無奈。三是不服利他能，沒有副作用來擾人，但成績表現直直落，自尊自信又輸人，所以無奈。四是不服利他能，可以光明正大地告訴別人，只是發呆、恍神、捉弄人，使他情緒暴衝得罪人，弄得裡外不是人，所以無奈。

祕訣269

藥物是否有假期？

到底要不要讓ＡＤＨＤ兒童服藥？這件事常讓父母左右為難。在上課期間，像是從九月至一月或二月至六月，或許父母們還可能因為孩子學習的需求，而考量利他能或專思達的藥物輔助。

但是到了寒、暑假呢？在假期裡，ＡＤＨＤ孩子是否能夠擺脫藥物的束縛或糾纏，或真的有他的需求？專業間對話的歧見或不同資訊來源，往往對父母形成另一種難以抉擇的壓力。

有一個聲音告訴你：藥需要一直吃才能看到效果，才能看到孩子的改變，所以寒、暑假當然不能停。另一個聲音卻也提醒你：服藥可以有假期，如果孩子寒、暑假沒有太多的學習活動，或許藥物可以暫停。

當然，不管任何想法都一定不只黑、白這兩個極端，無論你在其中選擇了階段性地停藥，或藥物減量，或者調整成僅上午服藥等，**在做決定之前，都期待你能與原就診醫師溝通、討論。**

問題四十七（父母頭痛傷腦筋）

我該如何與孩子討論藥物這件事？

喜歡吃藥的孩子畢竟不多。然而，卻有不少大人期待ＡＤＨＤ兒童能在學校裡按時服藥。無論是利他能也好，專思達也罷，當孩子開始與這些中樞神經興奮劑為伴，我們是否曾經去思考，在他們之間到底發生了什麼事？對於ＡＤＨＤ兒童服藥後的不適，我們是否能夠同理與感受？

藥物態度的祕訣指南

祕訣270 同理服藥後的感受

祕訣271 說出服藥後的感受

祕訣272 以擬人化的方式，教孩子認識藥物

祕訣 270

同理服藥後的感受

練習同理，或許讓我們先試著閉起眼睛，設身處地換個角色想一下：如果這些利他能或專思達是從我們大人的口中吞進去，你是否能體會其對於生理、心理帶來的不適？

當部分ADHD兒童在服藥後，出現食欲減退、吃不下飯的情形，那會是什麼樣的感受？當部分ADHD兒童在服藥後，出現失眠、睡不著的情形，那會是什麼樣的感受？如果是腹脹、噁心、胸悶、心悸、頭痛，或情緒低落時，又會是什麼樣的感受？

無論對大人或對孩子來說，表達出自己的感受都是很重要的一件事。你想像著自己是ADHD兒童，同時把服藥後的感受說出來，這樣的練習很重要。在此，暫時停下來思索一下，**我們是否曾經傾聽過ADHD兒童描述他服藥後的不適？**如果大人很少主動問過，或者沒有靜下心來傾聽過，卻一味地只想知道孩子今天是否有吃藥，那距離同理還很遙遠。

祕訣 271

說出服藥後的感受

當我們換個角色進入ADHD兒童的內在世界，就像一名演員想扮演好劇本中的角色時，也許我們就可以嘗試去體會為什麼ADHD兒童不喜歡吃藥了。要同理ADHD兒童服藥後的不適，或許我們大人必須先練習聽聽自己的感覺；若大人自己都無法把感覺説出口，那就真的很難去感受ADHD兒童服藥後的不適。試著以孩子的口吻對他説：

「我想，沒有小朋友天生喜歡吃藥，我也是如此。」

「我想，當我情非得已需要吃藥時，別人大概無法理解我的感受。」

「我想，『和藥説再見』是我每天一覺醒來最期待的事，這樣的願望，你可能無法想像。」

「我想，當你也開始像我一樣每天得向藥打招呼時，那種無奈我可以體會。」

「我想，藥物有時是體貼我的好朋友，特別是當我確實需要它的時候。」

「我想，藥物有時也是讓我避之唯恐不及的討厭傢伙，特別是當大人草率地把它介紹給我的時候。」

「我想，大人到底有沒有思考過，吃藥的我是什麼感覺？」

祕訣 272

以擬人化的方式，教孩子認識藥物

雖然ADHD孩子是在大人的提醒及規定下服藥，但如何讓他們在沒有壓力的情況下，認識及理解平日所接觸的藥物？或許，**我們可以試著用擬人化的方式讓孩子多一些概念**，例如：「走在ADHD大街上，遇見利他能男孩與專思達女孩」。

● 「利他能男孩與專思達女孩，總是帶著熱情與興奮在ADHD大街上玩耍。」

● 「利他能男孩，皮膚白白的、臉蛋長得圓圓的，體重輕，只有十公絲

（mg），喜歡穿上寫有AB的球衣。」

●「專思達女孩，妹妹皮膚米黃色，體型呈圓柱形，體重比利他能男孩重，有十八公絲（mg）。姊姊外型與妹妹一樣，但皮膚白皙，體重為妹妹的double，有三十六公絲（mg）。」

●「利他能男孩在ADHD大街上，常常只能焦急地逛四小時，就從街角消失不見，有時中午過後，在ADHD大街上會再見到他。專思達女孩常常較能夠悠閒地在ADHD大街上逛，從早上、中午到晚上，十二個小時都有她的身影。」

●「有些小朋友在ADHD大街上遇見了利他能男孩，或碰見專思達女孩後，常讓老師覺得行為表現變乖了，學習表現變好了，有時還希望他們能夠常見面。」

●「對於小朋友在ADHD大街上與利他能男孩或專思達女孩見面，老爸老媽通常有意見，但又很難開口拒絕他們碰面。」

●「老爸老媽們有時擔心利他能男孩讓小朋友的食欲變差、胃口變壞，有些小朋友則會抱怨頭痛、心悸或者頭暈、想吐。」

●「有時小朋友在遇見專思達女孩後，會感到心情不好，甚至於情緒低落地想哭，或者失眠、睡不好。」

●「在ADHD大街上，小學低年級的孩子容易遇到利他能男孩。通常中年級與高年級則喜歡看見專思達女孩。」

●「只是在ADHD孩子和爸媽心中，真想徹底跟利他能男孩與專思達女孩說拜拜。」

問題四十八（老師煩惱數不清）

關於ADHD孩子服藥，老師應該注意哪些事？

班上有ADHD學生的老師，如果在努力嘗試各種班級經營及輔導技巧後，仍不敵ADHD生理上的作怪時，多數仍然無法避免地期待藥物輔助能為班級教學及課堂秩序帶來春天，以適度舒緩心中所存在的焦慮與壓力。畢竟對於班級老師而言，不單只是一比二十、三十，有時甚至還要面對這二、三十位同學背後的家長關心的眼神。

對於部分ADHD兒童而言，藥物確實有其必要性；但是，並非每一個被診斷為ADHD的孩子都需要服藥。父母與老師終究是孩子成長與學習的最佳陪伴者，請盡量避免陷入單純以藥物做為解決孩子問題的迷思。

藥物態度的祕訣指南

祕訣273

教室行為的判斷關鍵期

1.對於部分在開學前被診斷為ＡＤＨＤ的兒童，是否需要藉由藥物輔助，以提升孩子在班上的自我控制表現，往往令父母及老師陷於兩難的抉擇。實務上發現，在未服藥的情況下，假如開學之後的前兩週（或至第三週），孩子在班上的活動量、衝動及注意力表現持續不穩定時，或許是考量孩子接受藥物輔助的時機，服藥內容請與你的醫師討論、溝通（**當然前提是，班級老師已經嘗試運用各種行為改變技術及班級**

經營策略，皆無明顯效果時）。

2.同樣地，當你的孩子原先接受藥物輔助，但開學以後，經與原就診醫師溝通、討論後，嘗試停止服藥以觀察孩子自我控制能力的狀況。假如前兩週孩子持續維持穩定，或許你的停藥考量會是一項符合孩子需求的最適抉擇，**同時讓孩子經驗及感受到「自己也能做到」的良好感覺。**

3.假如你的孩子在開學這一段時間未接受任何藥物輔助，同時也能維持兩週左右的穩定性，但接下來第三週、第四週，開始出現狀況，特別是對於班級常規的遵守與配合開始鬆動時，請提醒老師特別注意，孩子是否已經開始在試探老師的底線，挑戰老師的指令（這部分不一定是自我控制問題）。**建議老師當下重新檢視一下班級經營策略及對常規要求的堅持度，適度調整自己與學生的互動關係**（這項假設並不限於ＡＤＨＤ兒童，也同樣適用於一般孩子）。而關於是否須馬上急著採取藥物輔助，則暫時先予以保留。

祕訣 274

新生入學的藥物注意事項

1.孩子入學前是否需要服藥？這是許多身為ＡＤＨＤ孩子的父母的兩難與掙扎。假如你的孩子在學前階段都未曾服藥，在幼兒園中亦能維持一定程度的學習及行為表現，同時在未服藥的狀況下，老師也無明顯的抱怨或困擾（特別是班級常規或同儕互動上）——縱使你的孩子被診斷為ＡＤＨＤ，然而入學初期是否須先服藥這件事，可先與原就診醫師溝通看看，再做定奪。

2.當孩子在未服藥的情況下進入小學階段，一般而言可先觀察他前兩週的表現。觀察重點放在ＡＤＨＤ孩子的核心症狀，例如：注意力（專注力、持續性等）、活動量適當與否及衝動控制等。

3.在校園內，並非每一位導師都傾向於或認同讓孩子在服藥的狀況下進行學習。當你孩子的老師很有把握地告訴你，他可以優先嘗試以班級經營及輔導策略因應孩子在班上的表現時，藥物輔助或許可先暫緩。

4.當然，如果你對於孩子的自我控制表現不放心，你可以嘗試小小地自我測試一下：當你閉上眼睛，想像孩子一入小學的畫面，如果這時會讓你感到緊張、擔心，或驚嚇地將眼睛睜開，或許這就是考量用藥的時候了。

5.此時，可依原就診醫師給你的處方箋建議，在入學初期即先給予孩子藥物輔助，以維持他在團體中的自我控制表現，使孩子的學習條件能維持在最佳狀態，減少剛開學時，班上同儕及老師可能對他產生的負面刻板印象。

6.「利他能（Ritalin）」這項ＡＤＨＤ兒童常用藥為短效藥物，其作用時間主要發生在學校上課期間（如上午服藥後三至四小時內）。因此，別忘了與班級老師保持適度聯繫，以確實掌握孩子服藥後的作用與副作用，並做為後續是否持續用藥的參考（此部分建議與原就診醫師討論）。

祕訣275

藥物輔助的優先考量情況

並非所有診斷為ADHD兒童都需要服藥。但是，當老師注意到班上孩子有著以下這三種情況時，或許藥物輔助會是優先考量。

● **條件一：**當孩子在班上出現典型ADHD的核心症狀，也就是在注意力、活動量及衝動控制上出現問題，明顯妨礙他在學習上、人際上、生活上的進度，及對於班上教學活動與課堂秩序造成干擾。

● **條件二：**當孩子在心智評估表現上，與同齡兒童相較，明顯出現障礙或落後現象。例如：領有輕度或中度智能障礙手冊，其認知程度無法理解或順利參與課堂上的教學活動。此時，很容易出現注意力分散（導因於無法理解、聽不懂），或躁動、坐不住的問題（不知道此時此刻應該做什麼）。

● **條件三：**當你發現家長明顯無法發揮親職效能，如無法配合執行老師的建議，或在行為改變技術的運用上明顯有困難，對於孩子在規範行為的訓練上明顯使不上力時。

當以上條件一、條件二與條件三同時出現在這個孩子身上時，建議老師可以嘗試與父母溝通，是否需要讓孩子接受藥物，先藉由藥物輔助，階段性地穩定他的注意力與行為表現，使他能夠像班上同學一樣，在穩定的條件中充分學習。

祕訣 276 分心不是唯一的理由

在班上成績表現不理想的孩子，並不等同於注意力有問題，更不等同於這些孩子就患有注意力缺陷疾患，當然也不應該就此斷定孩子需要服藥。學業成績不理想的背後，有許許多多的因素存在，也許你問一下班上的小朋友，他們將會告訴你許多可能的理由，分心未必是唯一的理由。

祕訣 277 維持在最佳狀態

當ＡＤＨＤ孩子到了需要服藥的階段，此刻的想法倒不是他會變得聰明，而是**讓孩子也有像一般同儕的機會，讓自己的學習條件能維持在最佳狀態，特別是當他的自我控制明顯處於不穩定的狀況時。**無論是服用短效型的利他能，或是長效型的專思達，在藥物發揮作用的當下，孩子可以趁這段期間加把勁學習知識、學習人際關係、學習如何自我控制，以及其他一切一切。

問題四十九（老師煩惱數不清）

如何注意利他能的服藥情形？

許多ＡＤＨＤ兒童會接受醫師所開立的利他能（Ritalin），這是一種屬於中樞神經興奮劑的短效藥，以維持其在學校的自我控制表現。當服用利他能的孩子要上一整天課，則依他的自我控制狀況分別在早上及中午服藥，而在兩次藥物作用的空檔期間可能出現不穩定的狀況，對老師和孩子造成困擾。

藥物態度的祕訣指南

祕訣278 當藥效還沒起作用時

祕訣279 早自習：讓孩子有事做，做會做的事

祕訣280　當藥效開始失去作用時
祕訣281　藥效空檔：中午用餐的注意事項
祕訣282　藥效空檔：午睡休息的注意事項
祕訣283　調整為長效型藥物

祕訣278

當藥效還沒起作用時

舉例來說，如果ADHD兒童在早上八點左右服用利他能，實務上，常在校園內觀察到這些孩子約在服用藥物半小時後，藥效開始對於自我控制發揮作用（例如早上八點三十分）。

平時，如果孩子有接受資源班的特教服務需求，建議可嘗試**將資源班的課程安排在早自習階段**，透過資源班一對一或一對少的相當單純情境，以穩定其自我控制能力。若校園內有安排人際關係或社交技巧團體等資源班或專業團隊服務，也可以安排在早自習的時段。

祕訣279

早自習：讓孩子有事做，做會做的事

早自習時間，往往決定了ADHD兒童一整天情緒的穩定性。如果ADHD兒童在每天揭開序曲的早自習時間出了狀況，對於接下來這一天的班級情緒，往往也起了一個壞兆頭。當班上有ADHD兒童，早自習時間該如何安排，是讓他有事做，或是自由發揮，這往往也決定了ADHD兒童的表現。

當導師在早自習去開晨會時，這段時間對於ADHD兒童來說，就是一場貨真價實的考驗。**請讓ADHD兒童有事做，讓ADHD兒童做他會做的事。**當ADHD兒童沒事做，導師就要有心理準備得做更多的事。

讓ADHD兒童有事做，不見得就是聽、說、讀、寫、算等靜態的活動。有事做，可以讓ADHD兒童自己一個人做，也可以幫他安排容易接納的同儕一起做。有事做，做什麼？在你能夠允許的範圍內都可以。有事做，無論是早自習外加的資源班知動課程，訓練平衡、訓練前庭覺或訓練本體覺都行。有事做，也可以是依ADHD兒童的興趣能力所安排的社團課，小提琴也行，田徑隊也可，早上晨游當然最好。

有事做，無論是繪本閱讀、棋弈對戰，或是玩具把玩都很好。有事做，但盡量不要讓孩子抄寫作業、補寫作業——雖然這是在第一教學現場常發生的事，卻也是孩子常無法完成的事。建議你，在沒有導師陪伴的三十至四十分鐘早自習時間，具體地安排及賦予ADHD兒童有事做，讓他按圖索驥，會是比較好的選擇。

秘訣280

當藥效開始失去作用時

當藥物隨著時間而持續在第一節、第二節、第三節發揮作用後，往往至上午第四節課（例如：十一點二十分至十二點）時，孩子往往又開始顯得蠢蠢欲動，話變多，坐不住，情緒躁動，注意力分散。

當孩子在第四堂課開始出現這些現象，此時建議**多採取活動量轉移方式**，例如：透過多問他、多讓他上台解題、讓他合理地走動（如分組討論）、請他協助（如發放本子、擦黑板），或在第四堂課安排較動態的課程內容，將這些孩子的活動量轉移至可被接受的事情上。或者如同早自習的情況，資源班的課程或專業團隊服務，也可以安排在此時。

秘訣281

藥效空檔：中午用餐的注意事項

面對早上的藥效即將退去，而中午飯後尚未再次服藥前，這段藥物空窗期（約從第四節課起，至中午用餐、跨午睡時間到下午第一節上課前）往往讓班級導師煞費苦心，不知如何因應，班級經營及課堂秩序明顯面臨挑戰。

中午用餐時間，特別是對於部分須排隊、打飯的班級，建議你**採分組的方式輪流進行，以降低在該時段可能出現的肢體碰撞或衝突。**若導師也在教室內用餐，可邀請ADHD兒童及其他二、三位同學與導師一起吃午餐。

祕訣 282

藥效空檔：午睡休息的注意事項

午休時間，若ADHD兒童本身無明顯的午睡需求或意願，此時**可請他協助擔任小風紀**（在教室內安靜地走動，巡視同學是否午睡），或者**固定安排他去圖書館或輔導室看書**，或者進行被允許的靜態活動。

祕訣 283

調整為長效型藥物

若以上的藥物空窗問題持續困擾著孩子與老師，或許家長可以考慮與原就診醫師溝通及討論，是否需要將原先服用的短效型利他能（Ritalin），調整成長效型的藥物專思達（Concerta，作用時間約十二小時），**以維持他的自我控制表現在適當範圍內。**

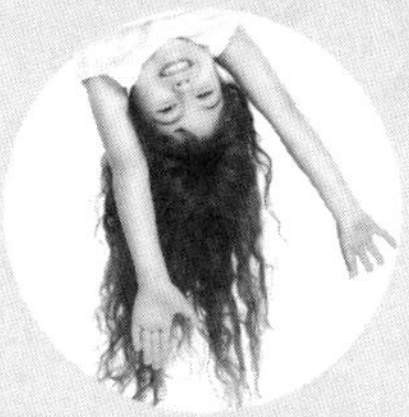

第十五章
班級經營

試著與ADHD孩子漫步共舞，擁有如此班級經營的功力，紅利點數將呈倍數激增。

「融合教育」很容易說，但不容易做，然而，卻是一定要做的。班上有ADHD兒童的老師，在教學及班級經營上的焦慮指數往往也容易偏高。如何讓班級經營展現得如同一齣流暢的戲碼或一場曼妙的舞蹈，端視老師如何發揮有如導演或編舞指導般的角色與功力，這是一項極具挑戰性的教學。

問題五十（父母頭痛傷腦筋）

孩子上課容易分心，怎麼辦？

在教室裡，你會發現ＡＤＨＤ兒童很忙，但常忙得不知所以然，有時東摸西摸，有時眼神飄散，或對著白板放空、對著黑板失焦。身為父母的你，有時很苦惱老師向你反應孩子在教室裡分心的事。你總是有著一種遠水救不了近火的焦慮。當然，最有效的，還是在老師的轄區裡，委請老師在教學現場先來個火力支援。

班級經營的祕訣指南

祕訣284 桌面淨空

祕訣285 走動教學

祕訣286 多提問
祕訣287 專心就是這麼一回事
祕訣288 適時要求孩子重複你說的話

祕訣 284

桌面淨空

嘗試找出ADHD兒童最有效率的注意情境，建議將他的座位四周保持淨空，把桌面上、抽屜裡、椅背上等與上課無直接相關的物品移除。**少就是多，維持座位環境的單純，是提升孩子專注力的最高原則。**

在上課前，準備一個外觀看起來讓孩子感到舒服、喜歡的袋子，千萬不要拿垃圾袋，以免讓孩子覺得你是要把他的東西丟掉。將孩子桌上的物品一項一項拿起來，例如：半包的五月花衛生紙、喝剩的美而美奶茶、好幾枝筆芯斷掉的鉛筆、獨角仙，或遊戲王卡等，一項一項地問孩子：「上課會不會用到這樣東西？」

此時可選擇讓ADHD兒童回答，或讓全班同學一起回答「會」或「不會」。

當孩子回答「不會」（如桌上那半包的五月花），老師則將該物品放入袋子內；以此類推，最後桌上只保留上課需要用到的物品。讓孩子知道老師會先幫他保留這個可愛的百寶袋，直到放學前再物歸原主，記得不要放隔夜。讓孩子瞭解老師是幫他保管，而不是要沒收他的物品。

如果孩子常常攜帶與上課無關的物品到校（如遊戲王卡），建議父母可在孩子出門上學前，協助確認及過濾，雖然他可能在上學途中又買了些東西帶到學校。維持孩子桌面及座位四周的整潔、乾淨，讓孩子在專注力及人際印象上多加一點分。

祕訣285 走動教學

無論ADHD兒童坐在哪裡，老師的近距離教學將是很重要的一件事，**當發現ADHD兒童分心時，適時地走向他、靠近他，或站在他身旁上課。**你的近距離，將讓孩子的持續性多一些電力。

祕訣286 多提問

上課時，多問他，多讓ADHD孩子有上台表現或發表意見的機會，使他能持續專注在教學內容上。如果孩子的基本認知能力較為落後，多提供他熟悉及理解的學習內容，或多問他較有把握的問題。讓孩子參與，是維持課堂專注力的不二法門。

秘訣287

專心就是這麼一回事

每個人都希望對方能夠看見自己的好表現，孩子也不例外。多注意ADHD兒童在教室內的好表現，特別是自發性的專注力。此時，你可以**給予善意的眼神並微笑回應，或具體地給予口頭獎勵，讓他知道專心表現是怎麼一回事**。例如：「你很棒，這節課的前二十分鐘，你的眼睛都看著老師。」

秘訣288

適時要求孩子重複你說的話

為確認ADHD兒童是否記住了你所說的話，**必要時，讓他重複說一遍**。

盡量避免問他：「你知不知道？」「你記住了嗎？」以免他草率地回應你：「知道了。」「記住了。」

問題五十一（老師煩惱數不清）

教室的座位怎麼坐？

對於班級老師來說，如何安排自我控制較弱的ＡＤＨＤ兒童的座位，是一項智慧與藝術。座位安排得好，前後左右的同學安排得巧，如果再搭配本書前面所提及的自我控制內容，對於老師的教學節奏與流暢性會是很關鍵的助力。

班級經營的祕訣指南

祕訣289 座位禁區
祕訣290 避免後座
祕訣291 最佳的座位選擇
祕訣292 鄰座安排
祕訣293 距離考量

祕訣 289

座位禁區

你可以試著**先從排除法著手**，例如教室座位的四周，無論是靠窗、靠走道、角落、最後一列，或接近門口，這些都是不建議安排的位置。當然，也不要讓ＡＤＨＤ兒童的座位在資源回收桶附近，免得他的注意力終日被這些外在刺激干擾而終日做回收。頁碼位置也不要。什麼是「頁碼位置」？想想你的Word報告，在那一頁最醒目的下端正中央或左、右兩側。

祕訣 290

避免後座

有時，班級老師在無法招架ＡＤＨＤ兒童的課堂干擾下，容易傾向將他的座位愈來愈往後安排。雖然如此一來，老師可能因ＡＤＨＤ兒童的座位離講台較遠，而一時覺得課堂秩序較能維持，教學較能進行，但不幸地，長時間下來，老師卻需要付出更大的代價——**你終將發現ＡＤＨＤ兒童的行為規範愈來愈鬆散，鬆散到你無法再給予進一步地約束**。

另外，試著想像，當ＡＤＨＤ兒童被安排坐到教室的最後一排時，他在課堂上要維持注意力所須耗費的心力與體力，將比前方的同學更大，比如腰桿打直、兩眼直視前方等。

祕訣
291

最佳的座位選擇

ＡＤＨＤ兒童的座位該如何安排？建議以能夠接近老師上課為原則，但不一定要坐在第一列（從前往後數第一排），**可考慮以第二列為原則，以預防兒童將桌子往前傾。**

祕訣
292

鄰座安排

在安排ＡＤＨＤ兒童的左鄰右舍同儕座位時，建議以選擇**課堂行為表現較穩定的同學**為原則，一般會發現穩定的女同學往往是首選。並建議老師在安排上以**作風乾淨俐落的同儕**為主，比較能夠使ＡＤＨＤ孩子的自我控制行為收到約束的效果。

祕訣
293

距離考量

當ＡＤＨＤ兒童的座位需要與左鄰右舍的同儕之間保持一段安全的行車距離，**建議把整行或整列的距離放寬**，例如：第二行與第三行之間整個距離變寬，以預防不適當的干擾或碰觸，而不要只將ＡＤＨＤ兒童的座位與同學拉大距離。

問題五十二

（老師煩惱數不清）

鐘響前後，無法控制秩序而容易起衝突，怎麼辦？

上課鐘響了，ＡＤＨＤ兒童除了有時候會晚進教室之外，整個課堂秩序更是難以掌控。三分鐘、五分鐘，有時甚至於長達十分鐘，老師仍然忙著控制教室的秩序。無論老師怎麼喊，怎麼提醒或叮嚀，總是得花上許多時間處理。

下課鐘響了，當鐘聲響起那一剎那，老師一聲令下：

「下課！」

此時教室裡的兒童就像鬥牛般卯足了勁，一股腦地衝向教室外。

由於孩子們往往急著跑出教室去玩或上廁所，而容易在狹窄的門口或走道彼此碰撞、推擠、拉扯，進而起衝突，這一點，在ＡＤＨＤ兒童身上常常發生。

班級經營的祕訣指南

祕訣294

寬容與設限

ADHD兒童在教室裡的行為是否需要設限？答案當然是肯定的。但如何在寬容值及設限中取得合理的平衡，每位老師的界線不盡相同。對於ADHD孩子的寬容值需要多大？有時得視每位老師的想法及態度，而有不同程度的縮放。

身為老師，在班級經營中，你最在意什麼？這些在意之處，將自然地形成在班上被設限的內容。無論對ADHD兒童、同儕或老師本身來說，「安全」都會是設限的第一優先考量。除此之外，班上同學的權利受到妨礙，教室內的物品受到破壞，老師的教學節奏明顯被中斷，或是上課中，學童跑出教室外，這些通常也是考量設限的內容之一。

在教室內讓ＡＤＨＤ兒童接受適度的設限，是讓這些孩子提前學習未來現實社會的生存課題。**寬容與設限，存乎於我們對這些非己所願的ＡＤＨＤ孩子瞭解到什麼程度，以及我們如何看待這些生命的差異。**試著讓ＡＤＨＤ兒童能夠優游自在於你的設限與寬容之內。

祕訣 295

三分鐘靜默時間

由於ＡＤＨＤ兒童對於上課、下課的情境轉換能力，相對地比一般同學弱，通常在下課四處玩之後再進入教室上課時，總是需要一段時間轉換。而在這段轉換時間裡讓全班同學維持安靜，是相當重要的一件事。

建議你，可以在班上訂定屬於全班的教室規則，例如：上課鐘響後，全班同學都要依規定坐在自己的座位上，眼睛閉起來，雙手擺後面，桌上不能放任何東西。藉由全班安靜的氛圍，使得ＡＤＨＤ兒童學習適度的控制。再次提醒，**上課前一至三分鐘可先讓全班同學維持靜默、緩和情緒，先不急著在鐘聲剛響完便立即上課。**

祕訣296 商務艙與經濟艙分批下課

為減少與同儕在教室門口發生衝突的機會，當班上有ADHD兒童時，建議你嘗試在班級經營中運用「商務艙vs.經濟艙：分批離開教室」技巧。

做法上很單純，下課鐘響時，你可以採取各種分批下課的方式，例如：一、三、五排先下課（商務艙），二、四、六排稍後離開（經濟艙）。或者：一至十五號先離開（商務艙），十六至三十號稍後再出去（經濟艙）。

離開飛機（教室）的模式相當有彈性，就看你如何發揮創意。分批時間的間隔，視現場狀況由你自行調整，比如三十秒或一分鐘等，只要能減少教室門口出現壅塞現象即可。

提醒你，**為減少同儕對ADHD兒童產生負面標籤及印象，操作時，避免總是讓ADHD兒童最後才離開（經濟艙）。**

問題五十三（老師煩惱數不清）
分組總是被拒絕，怎麼辦？

對於老師來說，讓同學自行分組是再簡單不過的事，如同基本的除法運算，能夠整除就整除。

你或許很難想像平時很自然地在班上進行分組的做法，對於ＡＤＨＤ兒童來說是多麼敏感的衝擊，往往讓他們避之唯恐不及。

自然地分組說來容易，但對於在班上人際印象相對弱勢的ＡＤＨＤ孩子而言，有時卻是不可承受之重。

在分組過程中常常被拒絕、遭排擠、找不到人，往往讓孩子心灰意冷，進而衍生出負向情緒。

班級經營的祕訣指南

祕訣297 給他一個舞台
祕訣298 擔任組長，挑選組員
祕訣299 強迫分組

祕訣 297

給他一個舞台

只要你提供ADHD兒童一個舞台，他就能在這個被接納的舞台上盡情地發揮。想想看，什麼是班上ADHD兒童最樂在其中、最全神貫注的事？試著平心靜氣地好好觀察一次，就像你投入與專注在欣賞一幅畫、觀看一齣劇或聆聽一首歌，你會有新奇的發現，注意到ADHD兒童前所未有的正向表現。**後續分組活動的內容，就試著依這孩子所擅長的來進行。**當他在分組活動中有所表現，將正向表現展現在同學面前，自然會令同學們驚嘆，並改變對於ADHD兒童既定的負面印象。

祕訣298 擔任組長，挑選組員

為改變ＡＤＨＤ兒童總是被小組拒絕的宿命，或許**老師可以試著先挑選幾位同學擔任組長（老師指定），在這當中包括ＡＤＨＤ兒童**，並由這些組長輪流挑選組員，組員只能被動接受，不能有所異議。

祕訣299 強迫分組

並非ＡＤＨＤ孩子，不需要經歷自行分組的實戰體驗。但如果老師的眼睛能夠敏銳些，心思能夠同理些，不妨偶爾來個「強迫分組」，主帥說了算，這對於ＡＤＨＤ孩子來說，或許就是一種上天的賞賜。

強迫分組，比如一三五一組、二四六一組，先讓ＡＤＨＤ孩子有所依歸。當然，你可能得面對同學的直言挑戰：「老師，為什麼我們要跟他同一組？」「我不想跟他同一組！」此時請發揮你的臨場反應，一三五一組、二四六一組，堅持你的初衷。**記得不要當場與同學爭辯，如果需要向同組的同學解釋，那就等私底下再說明你的用心。**

問題五十四（老師煩惱數不清）

孩子愛告狀，怎麼辦？

班級的告狀行為，當然非ＡＤＨＤ兒童的專利，但自我控制的缺陷仍然使得這些孩子容易脫軌演出（無論是思考上、說話上、行為上或情緒上）。在ＡＤＨＤ兒童的班上，老師常會面臨小朋友彼此愛告狀的現象，這種彼此專注在負向訊息的人際互動，往往使得班級關係陷入一股不友善的氣氛，同時也嚴重干擾了老師的班級經營及教學節奏。

班級經營的祕訣指南

祕訣300　發現「例外」之旅

祕訣301　在教室中尋找光點

祕訣 300

發現「例外」之旅

ＡＤＨＤ兒童的自我控制能力再怎麼有缺陷，也不會是二十四小時都有狀況。要看見ＡＤＨＤ兒童在班上出狀況很容易，而想要看見ＡＤＨＤ兒童「例外」的成功倒也不難——只要我們願意轉換看待孩子的方式。

每日啟動，來一場ＡＤＨＤ兒童的「例外」發現之旅。這裡的「例外」，指的是他在班上自發性出現正向表現的時刻，像是上課時眼神主動注視著你，懂得輪流舉手等待發問，正襟危坐地坐在座位上，有條不紊地抄寫聯絡簿，或是做該做的事、說該說的話等。

請試著去發現ＡＤＨＤ兒童的「例外」，縱使只是驚鴻一瞥，但是，**當你開始注意及搜尋這些成功的「例外」，ＡＤＨＤ兒童的自信也會自然地被你放大，因為你讓他看見自己成功做到了。**如此能夠拉近我們與孩子的內心距離，因為你對他不會總是挑剔與責難。你將會發現，孩子的正向表現有如滾雪球般，自然地滾出正向能量。因為你讓孩子看見了要維持正向的好表現，原來是唾手可得、易如反掌的一件事。當ＡＤＨＤ兒童的這些「例外」、正向經驗逐漸被你與同學看見，相對地，告狀經驗與頻率也會減少。

祕訣301

在教室中尋找光點

讓教室多一些光亮。先檢視一下自己的班級經營是否常存在著記點、扣分的情況，通常在這樣的情況下，班級經營容易走味，而瀰漫著彼此注意對方犯錯的氣氛。在教室裡，同學們彼此的注意力是選擇正向的、聚焦在對方的優勢光點，還是慣性地窺視對方的弱勢暗點，取決於老師與孩子的一念之間，及平時看待周遭事物的方式。

建議你，在教室的角落或講台前，放置一個「光點小信箱」，並在箱子旁邊放幾疊小紙條（約Ａ４紙的四分之一大小）。只要小朋友發現對方有吸引自己目光的好表現、好特質或好改變時，就拿一張小紙條，在紙上寫下對方的名字，並具體以條列的方式描述這些光點，同時在發現者旁署名，隨後將小紙條投入光點小信箱中。

放學前，老師可讓小朋友協助彙整這些光點，**無論是對散發光點或發現光點的小朋友，你都可以依自己與學生所約定的方式給予獎勵章**。至於獎勵章要連結至哪一項獎賞，這部分可以由你和班上小朋友一起約定。另外，選個晨光時間，讓小朋友大聲朗讀這些光點。讓教室裡的正向力量，由發現光點開始。

【附錄】

注意力缺陷過動症的20個延伸協助指南

1. 如果你想透過繪本，和孩子解釋什麼是ADHD及了解自己，推薦你選擇這本《薛利，停不下來的小烏龜》，飛寶文化出版。
2. 如果你不知道怎麼跟孩子解釋「專心」究竟是怎麼一回事，推薦與孩子共讀風車出版的《Grace說專心》繪本。
3. 如果你想讓孩子感受自己是獨一無二的，推薦與孩子共讀道聲出版的《你很特別（經典版）》繪本。
4. 如果孩子常常與人吵架，人際關係常破裂，友誼不容易建立，推薦與孩子共讀這繪本《好朋友就是這樣嘛》，大穎文化出版。
5. 如果孩子的勇氣常像洩了氣的氣球，容易消失殆盡，意志消沉，推薦與孩子共讀辛佳慧翻譯的繪本《勇氣Courage》，小魯文化出版。

6. 如果你的孩子常常怒火中燒，不知如何表達生氣的情緒，推薦與孩子共讀這繪本《家有生氣小恐龍》，大穎文化出版。

7. 如果你家的ＡＤＨＤ孩子常常被挨罵，推薦與孩子共讀這本日本親子溝通繪本《我的願望：天天不挨罵》，小魯文化出版。

8. 如果你想要讓孩子學習、探索及表達各種的情緒感受，推薦與孩子共讀米奇巴克出版的《菲力的17種情緒》繪本。

9. 如果你的ＡＤＨＤ孩子總是討厭自己，無論是特質、行為、能力、表現或模樣，推薦與孩子共讀這繪本《這就是我》，格林文化出版。

10. 如果你的ＡＤＨＤ孩子總是討厭寫字，書寫困難而常感到挫折，推薦與孩子共讀米奇巴克出版的《不會寫字的獅子》繪本。

11. 如果孩子在學校常常被貼上標籤，遭同學疏離、排擠，推薦孩子看這本成長小說，王淑芬的《我是怪胎》，天下雜誌出版。

12. 如果孩子在學校常常被質疑拿了不該拿的東西，影響到自尊與自信，推薦孩子看這本王淑芬的《小偷》，巴巴文化出版。

13. 如果你和孩子想要了解ＡＤＨＤ的真實成長歷程，推薦你這本由吳沁婕所寫的作品《我的過動人生More than Wonderful》，策馬入林出版。

14. 如果你想讓孩子能感同身受、永不放棄，推薦這一部真人真事改編，關於妥瑞症的電影《叫我第一名》（Front of the Class）ＤＶＤ。

15. 如果你的孩子疑似有學習障礙的困擾，容易被忽略與誤解，推薦這一部印度電影《心中的小星星》（Taare Zameen Par）ＤＶＤ。

16. 如果你想要尋找ＡＤＨＤ的相關資源，推薦你上網Google「過動兒的家」，社團法人台灣赤子心過動症協會有許多的訊息可參考。

17. 如果你想要查閱相關特殊教育法規的細節與內容，推薦你連結全「全國法規資料庫」的網站http://law.moj.gov.tw，輸入你想搜尋的關鍵字。

18. 如果你想要獲得各縣市及相關單位等特殊教育的研習訊息，推薦你上「教育部特殊教育通報網」的網站http://www.set.edu.tw。

19. 如果你想要進一步了解關於學習／情緒行為障礙的資訊，推薦你連結至「教育部有愛無礙」的網站http://www.dale.nhcue.edu.tw。

20. 如果你想查閱各縣市相關醫療院所的兒心專科醫師訊息，推薦你連結至「台灣兒童青少年精神醫學會」的網站http://www.tscap.org.tw/faculty/faculty_01.asp。

國家圖書館預行編目資料

301個過動兒教養祕訣／王意中著. --初版. --
臺北市：寶瓶文化, 2014.09
面； 公分. --（catcher；68）
ISBN 978-986-5896-83-6（平裝）

1.過動兒 2.特殊教育 3.親職教育

415.9894 103015903

catcher 068

301個過動兒教養祕訣

作者／王意中 心理師

發行人／張寶琴
社長兼總編輯／朱亞君
副總編輯／張純玲
主編／丁慧瑋 編輯／林婕伃
美術主編／林慧雯
校對／丁慧瑋・呂佳真・劉素芬・王意中
營銷部主任／林歆婕 業務專員／林裕翔 企劃專員／李祉萱
財務／莊玉萍
出版者／寶瓶文化事業股份有限公司
地址／台北市110信義區基隆路一段180號8樓
電話／(02)27494988 傳真／(02)27495072
郵政劃撥／19446403 寶瓶文化事業股份有限公司
印刷廠／世和印製企業有限公司
總經銷／大和書報圖書股份有限公司 電話／(02)89902588
地址／新北市新莊區五工五路2號 傳真／(02)22997900
E-mail／aquarius@udngroup.com

法律顧問／理律法律事務所陳長文律師、蔣大中律師
如有破損或裝訂錯誤，請寄回本公司更換
著作完成日期／二〇一四年六月
初版一刷日期／二〇一四年九月二日
初版十二刷+日期／二〇二四年四月十一日
ISBN／978-986-5896-83-6
定價／三四〇元

寶瓶文化事業 AQUARIUS

愛書人卡

感謝您熱心的為我們填寫，
對您的意見，我們會認真的加以參考，
希望寶瓶文化推出的每一本書，都能得到您的肯定與永遠的支持。

系列：Catcher 068　**書名：301個過動兒教養祕訣**

1. 姓名：＿＿＿＿＿＿＿＿＿　性別：□男　□女
2. 生日：＿＿＿年＿＿＿月＿＿＿日
3. 教育程度：□大學以上　□大學　□專科　□高中、高職　□高中職以下
4. 職業：＿＿＿＿＿＿＿＿
5. 聯絡地址：＿＿＿＿＿＿＿＿＿＿＿＿＿＿＿＿＿＿＿＿＿＿＿＿＿

   聯絡電話：＿＿＿＿＿＿＿＿＿　手機：＿＿＿＿＿＿＿＿＿
6. E-mail信箱：＿＿＿＿＿＿＿＿＿＿＿＿＿＿＿＿＿

   □同意　□不同意　免費獲得寶瓶文化叢書訊息
7. 購買日期：＿＿＿年＿＿＿月＿＿＿日
8. 您得知本書的管道：□報紙／雜誌　□電視／電台　□親友介紹　□逛書店　□網路　□傳單／海報　□廣告　□其他
9. 您在哪裡買到本書：□書店，店名＿＿＿＿＿＿　□劃撥　□現場活動　□贈書　□網路購書，網站名稱：＿＿＿＿＿＿＿　□其他＿＿＿＿＿＿
10. 對本書的建議：（請填代號　1. 滿意　2. 尚可　3. 再改進，請提供意見）

    內容：＿＿＿＿＿＿＿＿＿＿＿＿＿＿

    封面：＿＿＿＿＿＿＿＿＿＿＿＿＿＿

    編排：＿＿＿＿＿＿＿＿＿＿＿＿＿＿

    其他：＿＿＿＿＿＿＿＿＿＿＿＿＿＿

    綜合意見：＿＿＿＿＿＿＿＿＿＿＿＿＿＿＿＿＿＿＿＿＿＿＿＿＿＿＿＿＿＿＿
11. 希望我們未來出版哪一類的書籍：＿＿＿＿＿＿＿＿＿＿＿＿＿＿＿＿＿＿

讓文字與書寫的聲音大鳴大放

寶瓶文化事業股份有限公司

（請沿此虛線剪下）

廣　告　回　函
北區郵政管理局登記
證北台字15345號
免貼郵票

寶瓶文化事業股份有限公司　收

110台北市信義區基隆路一段180號8樓

8F,180 KEELUNG RD.,SEC.1,

TAIPEI.(110)TAIWAN R.O.C.

（請沿虛線對折後寄回，或傳真至02-27495072。謝謝）